Ueber

Rheumatismus und Gicht

und

deren radikale Heilung

von

Dr. G. Eduard Wiß,
praktizirendem Arzte in Baltimore, früher in Berlin.

Berlin,
Druck und Verlag von Georg Reimer.
1853.

Die neuere Richtung der europäischen medizinischen Wissenschaft begann mit einer consequenten Skepsis, mit einer Revolution gegen alles Hergebrachte und gegen jeglichen Autoritätsglauben, wie sie in den Gebieten der Philosophie und Staatswissenschaften nicht gründlicher erfolgt war. An die Stelle der rohen und dogmatischen Empirik oder der spekulativen Production von Theorieen, die nicht aus der exacten Beobachtung und dem Experiment inducirt waren, trat eine Methode der Forschung, wie sie in der Chemie und Physik längst ausgeübt wurde. Mit dieser Methode, die noch zu jung war, um ausreichende Normen für die praktische Anwendung zu erzeugen, waren wir in der Praxis völlig auf's Trockne gesetzt. Als mit einem Male an den praktischen Arzt die Forderung gestellt war, nicht mehr nach den Dogmen der überlieferten Therapie, sondern nach streng physiologischen Principien zu handeln, gab es wohl wenige Curen, für welche der Arzt den positiven wissenschaftlichen Beweis der Richtigkeit liefern konnte. Daraus entstanden manche Uebelstände für das praktische Bedürfniß, denen nur klare Köpfe widerstanden. Was zu thun? Die Praktiker liefen auseinander, wie Ameisen in einem zerstörten Haufen, wie die Menschen bei der babylonischen Sprachverwirrung. Die Einen kehrten aus ihren kritischen Studien zur althergebrachten Behandlung zurück; die Andern thaten Nichts, und waren darin wenigstens ehrlich genug, es zu gestehen, statt wie die heuchlerischen Nichtsthuer der Homöopathie mit Zuckerkügelchen zu täuschen; auch hatten sie den Vortheil, einmal den Verlauf einer Krankheit ohne den ärztlichen Eingriff zu beobachten; wieder Andere suchten eine ausschließlich physiologische Behandlung an die Stelle der alten zu setzen und waren hierin praktisch ebenso phantastisch, als sie vielleicht theoretisch über die Phantasieen der Pathologie hinaus waren. Es sind hier in dem theoretischen Erfassen der Wahrheit und in der praktischen Impotenz, sie ins Leben zu führen, offenbar dieselben Erscheinungen, die wir in der ganzen culturgeschichtlichen Erscheinungswelt unserer Tage erblicken, eine Vergleichung, welche wir trotz ihres großen Interesses hier nicht weiter verfolgen können.

Den praktischen Arzt treibt die Nothwendigkeit des Handelns vorwärts; sie steht vor der Thüre und klingelt; sie bittet und mahnt „Was ist Deine Kunst, wenn sie kein Können ist“? „Was ist Deine Wissenschaft, wenn sie nicht zu helfen weiß“? Diese Nothwendigkeit hat uns in der Praxis gelehrt, immerhin entschieden hülfreich zu handeln, ohne etwas absolut Unsinniges zu thun, wenn es auch durch hundertjährigen Gebrauch sanktionirt ist; wo wir unserer Sache gewiß sind, streng physiologisch zu behandeln; wo wir für eine solche Behandlung noch nicht hinreichendes wissenschaftliches Material vorfinden, diejenige Behandlung einzuschlagen, welche der physiologischen Erkenntniß am meisten entspricht, und durch eine ausgedehnte statistische Erfahrung bewährt ist; vor Allem diejenigen Mittel zu wählen, von denen man bestimmte Wirkungen auf bestimmte Funktionen einzelner Organe kennt; überhaupt mit den Mitteln etwas Bestimmtes zu wollen, statt wie früher eine Menge Mittel, wie einen Haufen Schrotkörner in den Schwarm der Symptome zu schicken. Die größeren Erfolge, welche die Aerzte der physiologischen Schule fast in allen Ländern haben, rührt weniger von einem festgestellten Heilsystem, als vielmehr von der wissenschaftlichen Basis her, die ihrem Handeln zur Leitung dient. Ich habe diese allgemeinen Betrachtungen vorangestellt, um selbst den Anspruch abzuweisen, als sollte diese Arbeit den noch herrschenden Widerspruch zwischen Theorie und Praxis für die vorliegende Krankheit vollständig lösen. Der Rheumatismus gilt, wie die Tuberculose und der Krebs bei der größten Mehrzahl der Aerzte wenigstens, in seiner akutesten, wie in seiner chronischen Form als unheilbare Krankheit, so weit wir unter Heilung eine radikale Befreiung von der Krankheit ohne Recidive verstehen.

Die pathologische Anatomie und Mikroskopie hat in dem letzten Jahrzehend wenigstens gezeigt, daß eine Heilung des Krebses und der Tuberculose möglich sei, wenn auch bisher die Heilung den

Aerzten zum Trotze erfolgt ist. Wir können nicht warten, bis die forschende Wissenschaft den letzten Schleier von den geheimen Gesetzen der Krankheiten zieht; wir müssen den Feind bekämpfen, wenn wir ihn auch nicht vollständig kennen; wir müssen uns aber auch bewußt bleiben, daß wir ihn um so sicherer bekämpfen, je weniger uns sein zerstörendes Gesetz ein Geheimniß bleibt.

Was mich bestimmt hat, die constanten Erfolge meiner Behandlung des Rheumatismus mitzutheilen, ist hauptsächlich das Bewußtsein, daß ich mit Recht die Heilung als den Erfolg meiner Behandlung hinstellen kann. Wer auch nicht dem trügerischen Grundsatz post hoc, ergo propter hoc huldigte, wer auch nicht gleich die Heilung einer Krankheit seinen Mitteln, statt der selbstständigen Rückbildung oder Ausscheidung der Krankheit zuschreibt, wird doch gestehen müssen, daß gerade der Rheumatismus in seinen intensiveren Graden nicht ohne positive Behandlung verschwindet, daß er im Gegentheil um so hartnäckiger wird, je längere Zeit er sich selbst überlassen blieb. Der Rheumatismus ist eine Krankheit, welche nirgends furchtbarer und allgemeiner auftritt, als in Amerika; er ist überhaupt da endemisch, wo ein rascher Wechsel der Temperatur den allgemeinen Charakter der Witterung bildet. Betrachten wir die geographische Lage von Amerika, so sehen wir, wie alle großen Gebirgszüge von Norden nach Süden streichen. Es fehlen also die großen Gebirgsscheiden, welche, wie in Europa von Osten nach Westen laufend, den raschen Umschlag der Südwinde in die Nordwinde und umgekehrt abhalten. Mitten im Winter führt oft der Südwind eine warme Sommerluft herbei, und einige Stunden später bläst der rauhe und scharfe Nordwestwind. Aus diesem Grund ist im Allgemeinen der Rheumatismus in milden und gleichmäßigen Klimaten seltener, und wenn er auftritt, nicht so furchtbar, nicht so intensiv und hartnäckig. Dies gilt nicht in gleicher Weise von den warmen Ländern. In Algerien kommen, wie ich mich selbst überzeugt habe, die acutesten Rheumatismen vor, und das gerade zur Zeit großer Hitze. Hier aber finden sich ähnliche ursächliche Momente; am Tage eine niederdrückende Hitze, besonders wenn der Scirocco weht, Abends, sobald die Sonne untergeht, ein kalter Seewind, welcher die Spaziergänger nöthigt, mit warmen Tuchmänteln auszugehen.

Ich beginne damit, im Folgenden eine Reihe von rheumatischen Krankheitsfällen mitzutheilen, welche durch meine Behandlung radikal geheilt wurden, indem die meisten Patienten jetzt den zweiten und dritten Winter durchlebt haben, ohne das Geringste von rheumatischen Schmerzen zu verspüren. Ich habe zu diesem Zwecke diejenigen gewählt, welche theils durch ihre Heftigkeit, theils durch ihr längeres Bestehn ausgezeichnet und ihrem Sitze nach verschieden waren. Ich bemerke, daß ich mit wahrheitsgetreuer Selbstkritik behaupten kann, daß ich von der großen Zahl meiner rheumatischen Kranken noch keinen der von mir empfohlenen Behandlung unterworfen habe, der durch dieselbe nicht radikal von dieser Krankheit geheilt wurde. Die beste Probe ist der nach der Cur folgende Winter, oder plötzlich eintretendes kaltes Wetter. Das letztere zeigt seinen Einfluß auch während der Cur, und kann Aerzte, welche diese Heilmethode versuchen, leicht darin wankend machen, sie fortzusetzen; es hat mich aber gelehrt, die Heilung so lange als nicht vollendet zu betrachten, als dieser Wechsel der Witterung irgend eine rheumatische Schmerzempfindung, und sei es auch nur ein leises Ziehen, verursacht.

1. Ich behandelte, als ich noch in Deutschland war, als praktizirender Arzt in Berlin einen jungen Mann von ungefähr 22 Jahren, mittlerer Statur, von nicht sehr schwächlichem, aber auch nicht robustem Habitus an einer rheumatischen Geschwulst. Er war Maler, und hatte sich beim Farbenreiben halb entblößt ans offne Fenster gestellt, und sich einen heftigen Rheumatismus zugezogen, der rechts vom Becken bis nach den Schultern und dem Arme hinzog. Er war, ehe ich ihn in Behandlung nahm, bereits von einem andern Arzte behandelt worden, der ihm die Eisenmann'sche Mixtur von Vin. Semin. Colchici und Tinctura Opii crocat. verordnet hatte. Die umherziehenden Schmerzen hatten aufgehört; aber in der Leistengegend, wo sie zuletzt geherrscht hatten, war eine feste fibroide Geschwulst, flach, mehr in die Tiefe gehend, von der Größe eines Dollars und der Consistenz von Gutta Percha, welche ihrer Dicke nach die Haut, das unterliegende Fettzellgewebe und die fascia superficialis einnahm. Die Geschwulst war schmerzhaft, namentlich beim Drucke, zeigte aber sonst keine Entzündungssymptome. Die

Epidermis war glänzend und die Hautpapillen traten distinkt hervor. Ich gab dem Kranken innerlich Jodkali; wandte äußerlich die Jodtinktur, fast in der Stärke der Lugolschen Lösung an, und ließ ihn Dampfbäder gebrauchen. Als durch die Jodtinktur die Oberhaut geborsten war, und sich ablöste, ließ ich die Tinktur so lange aussetzen, bis die unten neugebildete Haut etwas derber geworden, und dann wieder mit der Tinktur fortfahren. Der Kranke nahm erst täglich, dann alle zwei bis drei Tage und zuletzt nur wöchentlich einmal ein Dampfbad, und war in ungefähr vier Monaten vollständig geheilt. Die Geschwulst war verschwunden; die Texturen waren weich und normal, und ließen keine Narbe oder Zusammenziehung sehen. Der Kranke hatte in den letzten drei Monaten seine Arbeit verrichtet, und bei mäßigem Appetit eine leichte mehr vegetabilische Diät gehalten. Ich beobachtete dabei folgende Erscheinungen. Zuerst quoll die Geschwulst etwas auf, und trat mehr hervor. Während des Dampfbades konnte der Kranke eine reichlichliche, dicke, schmierige Masse, die auf der Geschwulst durch die Poren der Haut getreten war, wegwischen (ich habe leider diese Masse nicht chemisch untersucht). Durch die Jodeinpinselung wurde gewöhnlich die Geschwulst etwas härter, nahm aber an Umfang von der ganzen Peripherie aus etwas ab. Im Anfang schmerzte sie noch beim Gehen, später war sie dabei nicht einmal mehr hinderlich.

2. Vor zwei Jahren, wo ich bereits in Baltimore als praktischer Arzt ansässig war, wurde ich eines Nachmittags im Winter nach Franklintown auf das Land zu einem Manne, Namens Ruff, geholt. Es war ein Mann, nahe 50 Jahr alt, von magerer aber muskulöser, derber Statur, der dort als Gärtner arbeitete, und sich nach seiner Aussage bei einer Arbeit im Felde erkältet hatte. Er ist, wie er mir versicherte, in seinem Leben nie krank gewesen. Ich fand ihn in einem fürchterlichen Zustande; an seiner Bettlehne auf dem linken Fuße stehend, den rechten in der Schwebe haltend, und mit den Händen in zusammengekauerter Stellung sich auf den Rand des Bettes stützend, fortwährend unter unerträglichen Schmerzen aufschreiend. Seine Umgebung erzählte mir, daß er in dieser Stellung bereits drei Tage und drei Nächte verharrt, und nicht geduldet

habe, daß ihn Jemand anrühre und ins Bett bringe, da ihm jede Bewegung die fürchterlichen Schmerzen noch vermehrte.

Ich untersuchte den kranken Schenkel, auf den sich von der Leistengegend bis zum Kniegelenke die Schmerzen beschränkten, und fand äußerlich Nichts an ihm verändert; die Texturen weich; keine Geschwulst; der oberflächliche Druck erträglich; der tiefere unerträglich. Die sorgfältigste Untersuchung des Schenkels und der Hüfte ließ keine andere Diagnose zu, als die einer sogenannten rheumatischen Ischias. Die Schmerzen waren genau im Verlaufe des Nerven (oder auch der Blutgefäße!) und ihrer Heftigkeit nach in keinem Verhältniß zu der Intensität des Fiebers. Die Hitze und die übrigen Erscheinungen einer allgemeinen Reaction waren verhältnißmäßig gering. Die Haut war trocken und welk. — Ich verordnete sogleich ein Dampfbad. Da aber nicht einmal in den größten Städten der Union, geschweige in der Umgebung der zerstreut liegenden Wohnungen eines amerikanischen Städtchens Dampfbäder zu finden sind, so war ich genöthigt, ein solches zu improvisiren. Ich ließ glühend gemachte Backsteine auf einem Eisenblech unter einen Stuhl stellen; den Kranken, ganz ausgezogen und mit einer wollenen Decke, welche über den Kopf ging und nur das Gesicht frei ließ, umgeben, auf den Stuhl setzen, und unter dieser Decke durch Aufgießen einer Mischung von Essig und Wasser heiße Dämpfe entwickeln. Der Kranke schrie öfter laut auf, und konnte nicht länger als 8 Minuten in dem Bade erhalten werden. Trotzdem war die Wirkung eine außerordentliche, und gab dem Kranken, der schon an seinem Leben verzweifelt hatte, wieder Muth und Hoffnung. Während ihn vier Männer aus seiner Stellung auf den Stuhl bringen, und dort erhalten mußten, konnte er nach dem Bade, von zwei Männern in den Achseln unterstützt, nach seinem Bette gehen, und schilderte, ins Bett gebracht, seine Schmerzen wenigstens als erträglich. Die Schilderung seiner Schmerzen, wie er sie vor dem Bade gefühlt, kann ich nicht besser geben, als mit seinen eigenen Worten: „Doktor, es war mir, als ob Jemand mit einem glühenden Eisen fortwährend in meinen Knochen umher gebohrt hätte.“ Ich ließ den Kranken die Bäder fortgebrauchen, verordnete ihm Morgens und Abends die Eisenmann'sche Tinktur des Vin. Colchic. und am Tage eine Mixtur von Jodkali, und ließ den ganzen Schenkel mit einer starken Jodsalbe einreiben. Der Kranke besserte sich zusehnds; die Schmerzen nahmen stufenweise ab, und nach vierzehn Tagen war er vollständig hergestellt. Er hatte bis jetzt keinen Rückfall.

3. Drei bis vier Monate nach dieser Cur, gegen Ende des Winters 1850, besuchte ich im Armenhause von Baltimore Herrn Eyer, der dort als Bäcker angestellt ist, einen rüstigen Mann von nahe 50 Jahren, der wegen seines Charakters und seiner selbsterworbenen Intelligenz allgemein bekannt und beliebt ist. Ich fand ihn im kläglichsten Zustande. Er hatte akuten Rheumatismus in allen Gelenken, selbst die kleinen Fingergelenke nicht ausgenommen. Er ist ein Mann, der nicht weichlich gegen sich selbst ist; er versicherte mir aber in aller Ruhe, daß diese Schmerzen, die ihn seit acht Tagen auf den Stuhl in eine unveränderliche Stellung gebannt hätten, in wenigen Stunden seinem Leben ein Ende machen würden; er fühle, daß er diese Schmerzen und die fortwährende Schlaflosigkeit nicht länger ertragen könne. Es war mir auffallend, daß hier der Rheumatismus alle Gelenke befallen hatte. Die Veranlassung der Krankheit mag dies vielleicht erklären.

Der Patient war nämlich in einer kalten Nacht sehr spät und ermüdet nach Hause gekommen, hatte sich in sein niedriges Bett im Backhause gelegt, und war, ohne aufzuwachen, herausgerutscht. So lag er mehrere Stunden in der grimmigsten Kälte schlafend auf den kalten Steinen. — Die Schmerzen waren unaufhörlich; das Fieber war nicht sehr bedeutend; die Haut trocken, pergamentähnlich, aber welk. Als ich ihn fragte, ob er keinen Arzt habe, erwiederte er, er habe zwei Aerzte des Hospitals gehabt, er wolle aber Nichts mehr einnehmen, es hälfe doch Nichts, und er halte überhaupt Nichts von den Aerzten. Als er mich nach einer Weile fragte, ob denn gar keine Hülfe sei, antwortete ich ihm bejahend, mit der Bedingung, daß er sich streng an meine Vorschriften hielte. Er entschloß sich dazu. Ich vorordnete ein Dampfbad, wunderte mich aber sehr in dem stattlichen Hospitale mit eleganten Beamtenzimmern keine Einrichtung weder für Dampfbäder, noch für Mineralbäder, noch für warme Bäder zu finden. Ich war hier ebenso auf zusammengeholte, mühselige Hülfsmittel beschränkt, wie in der einsamen Landwohnung meines vorigen Patienten. Der Kranke hatte beim ersten Dampfbade große Schmerzen. Als er aber in sein Bett kam, und eine wohlthätige Wärme den ganzen Körper durchdrang, sagte er: „Doktor, ich bin jetzt, wie im Paradiese.“ Ich erwähne diese Aeußerung, weil sie am besten zeigt, welche entschiedene Linderung der furchtbaren Schmerzen gleich mit dem ersten Dampfbade eintritt. Der Patient hat mit großer Consequenz die Cur durchgemacht, und zur vollständigen Heilung dreißig Dampfbäder gebraucht. Innerlich erhielt er erst etwas Rochellesalz, da er an Verstopfung litt, dann Jodkali; äußerlich die Jodsalbe. Die letzten Bäder nahm er, ohne durch Schmerzen dazu bewogen zu werden, sondern um, wie er sich ausdrückte, „das letzte Aederchen des Rheumatismus verschwinden zu machen“. Die Schmerzen nahmen durchaus nicht gleichmäßig ab. So oft kalter Wind eintrat, gingen größere Schmerzen bei dem Kranken vorher, ja zuweilen kehrten sie in der alten Stärke zurück. Da der Kranke gegen das Ende der Cur entschieden, innere Medizin zu nehmen, sich weigerte, ließ ich die Einreibungen mit Jodsalbe häufiger, ausgedehnter, und die Salbe selbst stärker machen. Am längsten, was ich auch bei andern Kranken beobachtete, hielten sich die Schmerzen in den Schultergelenken. Als der Kranke wieder ausgehen konnte, erholte er sich rasch, und wurde kräftig und blühend. Ein Oedem der Füße, was einige Tage anhielt, schwand nach Anwendung von Umschlägen von Aqu. saturnina. Der Kranke ist durch die Cur vollständig hergestellt worden. Er hat in den letzten Wintern oft bei größter Kälte und leicht bekleidet den Weg in die Stadt gemacht, ohne nur eine Spur von Schmerzen zu spüren.

4. Ein Sohn des Schuhmachers Geiglein hatte eine rheumatische Geschwulst des Kniegelenkes und lag seit Monaten in heftigen Schmerzen und des Gebrauchs seines Beines gänzlich beraubt im Bette. Das Knie war gekrümmt und konnte mit Gewalt nur theilweise, aber nicht ganz gerade gebogen werden. Es war also eine wirkliche Contraktur im Anzuge. Ein anderer Arzt hatte vergeblich seinen Zustand zu bessern versucht. Ich ließ hier die Dampfbäder blos örtlich anwenden, und die Jodsalbe einreiben. Innerlich gab ich Jodkali. Der Kranke war in der Zeit von drei bis vier Wochen vollständig hergestellt.

5. Eine Dame, Madame Wild, litt seit mehreren Jahren alle Winter an heftigen Krämpfen im Leibe, welche von den früher sie behandelnden Aerzten für Neuralgieen erklärt wurden. Das empfindliche Verhalten der Schmerzen zur Witterung, der reißende und umherziehende Modus derselben, deren Abwesenheit in warmer Zeit, sowie das negative Examen überzeugten mich, daß es rheumatische Schmerzen seien. So schwächlich diese Dame war, so rieth ich ihr doch entschieden, der Cur mit Hülfe der Dampfbäder sich zu unterziehen. Sie that es mit großer Consequenz. Die Schmerzen verschwanden, und haben sich auch im folgenden sehr harten Winter nicht wieder gezeigt. Ich wendete auch hier die Jodsalbe, und innerlich Vin. Colchici an, mußte aber nach Beendigung der Cur gegen eine augenscheinlich schwache Innervation der Gedärme und atonische Stuhlgänge, die sich bei jeder andauernden Bewegung durch Gehen einstellten, Nux vomica geben, was sehr rasch das Uebel hob, und den ganzen Körper kräftigte.

6. Voriges Jahr wurde ich eiligst zu einer Dame, Madame Heyde, gerufen, und fand sie in der größten Gefahr: ein heftiges Fieber, ohne alle Remission; der Puls bald groß und stark, bald klein und hart, zwischen 90 und 120 schwankend; die Respiration schwer, kurz und ängstlich; heftige Schmerzen im ganzen Umfange der Präcordialgegend, heftige und sichtbare Palpitationen, in größerem Umfange fühlbar; Blasebalggeräusche mit unbestimmten Geräuschen abwechselnd; sonst alle Zeichen eines intensiven entzündlichen Fiebers. Die Patientin war schon einige Tage von einem Wundarzte behandelt worden, und ich konnte über den Verlauf nichts Genügendes erfahren. Ich wagte es nicht, diese Herzentzündung nach dem Ergebniß des ersten Examens für eine rheumatische zu halten, und leitete daher, da Gefahr im Verzuge war, eine energische antiphlogistische Behandlung ein: starke Aderlässe, Hydrargyr. muriat. mit. in abführenden Dosen drei- bis viermal täglich; später Digital. mit Nitrum. Die Kranke war in drei Tagen außer Gefahr, und genas sehr bald vollständig. Vor einigen Tagen, also nach einem Jahre, kam sie wieder zu mir, und klagte über Schmerzen in der Herzgegend, Herzklopfen und Schmerzen, die sich über die Brust nach dem Arme hinziehen, und bei eintretender kalter Witterung sich

einstellen, kein Fieber. Die frühere Entzündung war also eine rheumatische; und der Rheumatismus war selbst durch jene energische antiphlogistische Behandlung nicht radikal geheilt worden. Die Patientin gebraucht jetzt die Cur mit Dampfbädern und Jod mit gutem Erfolge.

Ich habe diese Krankengeschichten aus der Erinnerung niedergeschrieben, und muß daher wegen des geringen Details derselben um Nachsicht bitten. Ich hielt es aber für besser, nur das zu geben, dessen ich mich bestimmt erinnere, als Krankheitsbilder zusammenzuphantasiren.

Ich habe Fälle wie 4. seither noch mehrere mit gleichem Erfolge behandelt; als die heftigsten nenne ich die der Herren Schindler und Götz.

Die ursächliche Veranlassung des Rheumatismus, soweit ich sie in Hospitälern, wie in der eignen Praxis verfolgt habe, war stets eine kurz vorhergegangene, oder vor längerer Zeit erfolgte Unterdrückung der Hauttranspiration durch Erkältung. Es können die Wirkungen einer solchen Erkältung jahrelang latent bleiben, und durch eine leichte neue Erkältung angefacht werden, wie wir es namentlich bei alten Soldaten sehen. Es ist besonders die Zugluft, welche auf einen unbedeckten Theil des Körpers einwirkt, während der übrige Körper warm, oder in lebhafter Transpiration ist, eine häufige Ursache. Es scheint sich hier die kalte Zugluft zur ruhigen kalten Luft, fast wie die Löthrohrflamme zur ruhigen Flamme zu verhalten. Dann betrifft gewöhnlich den Theil, welcher der Einwirkung der Kälte ausgesetzt war, der rheumatische Schmerz, bleibt aber nicht immer an diesem Platze. War die Erkältung eine mehr allgemeine, durch leichte Bekleidung erworbene, so wählen die rheumatischen Schmerzen gerne Theile des Körpers, welche durch die Arbeit oder durch Stoß und Druck einer längeren oder häufigeren Reizung unterworfen waren. So waren mir bei den Schneidern die furchtbaren Schmerzen in den Fingern auffallend. Bei Vielen, welche oft lange vorher am Schienbein, oder sonst wo einen heftigen Stoß erlitten hatten, zogen die Schmerzen hauptsächlich dahin. Wöchnerinnen, welche vor der Geburt rheumatisches Gliederreißen hatten, bekamen nach oder in den Wochen rheumatische Schmerzen im Uterus, die aber oft wieder in die Glieder zogen, häufig auch nach der Brust. So sehr ich zugeben will, daß eine vorherrschende Fleischnahrung zu Rheumatismus disponire — diese Kost disponirt überhaupt zu entzündlichen Krankheiten — so fand ich doch namentlich hier in Amerika, wo der Rheumatismus eine außerordentlich häufige Krankheit ist, kein Alter und Geschlecht, mochte die Diät und die sonstige Lebensweise sein, welche sie wollte, vom Reumatismus verschont. Ebenso wenig kann ich den gewöhnlich angeführten ätiologischen Momenten, ausschweifender Lebensweise, Strapazen, starkem Weingenuß u. s. f., irgend ein Gewicht beilegen. Es mögen dadurch allgemeine Schwäche, es mögen nervöse Leiden „Irritation des Rückenmarkes" u. dgl. entstehn, und sich mit einem Rheumatismus compliciren; man wird aber stets finden, daß, wenn die rheumatischen Schmerzen durch eine Cur, wie die vorgeschlagene, getilgt sind, diese nervösen Leiden zurückbleiben, aber ohne Fieber und ohne Schmerzen. Der Rheumatismus ist dann nur subtrahirt, wie bei andern Complikationen auch. So habe ich Schwindsüchtige mit vorsichtiger Benutzung der Dampfbäder und äußerlicher Anwendung von Jod von ihren rheumatischen Schmerzen, die sie sich durch eine notorische Erkältung bei Schneewetter oder kaltem Winde zugezogen hatten, befreit, und hatte es eben dann mit der Tuberculose allein zu thun. Es wird aber Niemandem einfallen, die Tuberculose als ursächliches Moment des Rheumatismus anzuführen; ebenso ungegründet ist es, wie es hier häufig geschieht, umgekehrt den Rheumatismus für die Ursache der Tuberculose zu halten, wenn er auch Veranlassung zu deren rascherer Entwicklung sein kann.

Der Charakter der Schmerzen ist ein reißender, ziehender, stechender; oft sind sie auch bohrend und fressend. Sie scheinen um so heftiger zu sein, je größer die Nerven, in deren Umgebung die rheumatische Entzündung ist. So glaube ich, soweit man Schmerzen objektiv beurtheilen kann, daß die Schmerzen einer sogenannten rheumatischen Ischias am furchtbarsten sind, nach ihnen die Schmerzen in den Knochen. Eines ist jedoch bemerkenswerth, daß bei diesen Schmerzen immer noch der Wille des Kranken stark bleibt, und dagegen ankämpft; betreffen die rheumatischen Schmerzen aber die Baucheingeweide, so verliert der Kranke gleich jegliche Hoffnung, und giebt sich oft einer vollständigen Verzweiflung hin. Wir haben hier offenbar eine ähnliche Erscheinung, wie bei Cholera und ähnlichen Darmleiden. Eine Eigenthümlichkeit der rheumatischen Schmerzen, die schon frühere Autoren bemerkt haben, ist diejenige, daß sie beim Beginne einer körperlichen Bewegung am heftigsten sind, und bei fortgesetzter Bewegung abnehmen. Es ist dies in Amerika, wo ein so allgemeiner und unverantwortlicher Mißbrauch mit Calomel getrieben wird, ein gutes diagnostisches Unterscheidungszeichen des Rheumatismus von den durch die Quecksilberpräparate erzeugten Knochenschmerzen, da diese bei fortgesetzter Bewegung eher zu- als abnehmen. So sah ich einst hier in Baltimore einen alten Seecapitän aus Neworleans alle Morgen an meiner Thüre vorüber gehen, und da ich ihn mit den Augen weit verfolgen konnte, bemerkte ich, daß er anfangs ganz erträglich ging, daß er aber, je weiter er ging, durch heftige Schmerzen am Gehen gehindert schien. Als er mich einmal ansprach, und über seinen „Rheumatismus" klagte, sagte ich ihm, daß ich sehr zweifelte, ob er von Rheumatismus befallen sei; ich vermuthete vielmehr, daß er in früheren Krankheiten sehr viel Calomel bekommen habe. Da er wußte, daß ich ihn nie vorher gekannt, so war er darüber erstaunt, wie ich es wissen konnte, daß man ihn so und so oft „salivated" hatte, und bat mich, ihn sogleich in Behandlung zu nehmen. Ich unterwarf ihn vierzehn Tage lang einer antimerkuriellen Cur, und befreite ihn in dieser kurzen Zeit von seinen jahrelangen Schmerzen, was mir bei einem veralteten Rheumatismus gewiß nicht so schnell gelungen wäre.

In dem Umherziehn der Schmerzen konnte ich kein bestimmtes Gesetz entdecken; sie befallen meist seröse und fibröse Membranen, halten sich aber in ihrer Wanderung weder an den Verlauf der Muskeln noch der Nerven; sie bleiben selbst nicht constant in den Gelenken, sondern springen zuweilen von Muskelparthieen in die Gelenke und umgekehrt, wiewohl man am häufigsten die Fälle findet, wo entweder ein Muskelrheumatismus, dessen Schmerzen dann mehr dem Laufe der großen Blutgefäße (oder wie Andral u. A. behaupten, „der großen Nerven") folgen, oder ein Gelenk-Rheumatismus distinkt ausgesprochen ist. So ist es mit den Rheumatismen in den serösen Häuten; doch fand ich auch hier zuweilen, daß eine rheumatische

Colik überging in einen Rheumatismus der Lenden- und Schenkelmuskeln, seltener umgekehrt.

Die rheumatischen Schmerzen sind ferner eigenthümlich durch ihr Verhältniß zu den übrigen Symptomen der Entzündung; sie stehen in keinem geraden Verhältnisse zu der Erhöhung der Temperatur und der Geschwulst im betroffenen Theile; ebensowenig wie zu der allgemeinen Reaktion, dem Fieber. Ferner ist die Heftigkeit der Schmerzen unabhängig von dem Grade der Krankheit, nicht so die Ausdehnung und Hartnäckigkeit derselben. Ich habe häufig und so noch in den letzten Tagen beobachtet, daß gegen das Ende der Cur plötzlich in einem Theile furchtbare Schmerzen eintraten; sie waren aber dann meist von ihren früheren Sitzen verschwunden, waren rasch vorübergehend, und hatten gleichsam den ganzen Rest ihrer Gewalt auf diesen Punkt concentrirt.

Ferner ist die Hartnäckigkeit der rheumatischen Schmerzen charakteristisch. Nicht selten habe ich Kranke bekommen, die eine Menge Aerzte und alle möglichen Curen anhaltend gebraucht hatten; kein Aderlaß, kein Opiat, noch das in Amerika als allmächtig gepriesene Calomel konnte die Schmerzen lindern. Aber selbst bei meinem Curverfahren kehren die Schmerzen bis zum Beginne der Heilung öfter wieder; sie werden im Anfange durch die Cur und namentlich durch die Dampfbäder nur augenblicklich gelindert.

Ausgezeichnet ist das empfindliche Verhalten der rheumatischen Schmerzen zur Witterung. Der Eintritt von Regenwetter, Gewitter, Schneewetter und kaltem scharfen Wind wird barometergleich von den Schmerzen der Kranken vorherverkündet. Daß es wirklich dieser Witterungseinfluß ist, welcher die Schmerzen anfacht, beweist mir deutlich die constante Erfahrung bei mehreren Patienten, wenn ich sie zu gleicher Zeit behandelte. Hatte ich erst den einen besucht, so sagte ich den anderen, die ich denselben Tag besuchte, in der Regel richtig voraus, daß sie zu der und der Zeit von größeren Schmerzen heimgesucht worden seien, und die Zeit traf oft mit derselben Tageszeit zusammen.

Was die Zeit betrifft, so sind die Schmerzen in der Regel des Nachts am heftigsten, doch nicht immer. Gerade in Amerika, wo oft die entgegengesetzteste Witterung und Temperatur an Einem Tage wechselt, treten auch oft am Tage heftige Schmerzen auf. Jene nächtlichen Schmerzen verursachen auch hauptsächlich die Schlaflosigkeit, welche die Kranken so sehr abschwächt, und ihre Geduld bricht.

Der Puls zeigt bei Rheumatismus die größten Verschiedenheiten, die sich durchaus nicht immer aus den übrigen Erscheinungen erklären lassen. Bei frisch erworbenen Rheumatismen ist häufig ein fieberhafter entzündlicher Puls; bei schon länger dauerndem können die heftigsten Schmerzen bestehen, und der Puls bleibt normal; ebenso vice versa.

Der Urin ist bald blaß, bald roth, bald klar, bald sedimentös bei Vorhandensein, wie bei Abwesenheit des Fiebers; häufig ist er viskös und trübe. Im Beginne meiner Cur habe ich oft reichlichen Bodensatz von Harnsäure gefunden, doch nicht constant.

Die Haut ist in der Regel trocken, spröde und welk; zuweilen feucht, klebrig und sauer riechend, und hat bei einigermaaßen intensivem Charakter der Krankheit nie den gesunden Tonus. Häufig ist das Aussehen der Kranken, ausser dem Ausdruck einer gewissen Angst und Verzerrung in den Gesichtszügen, ausgezeichnet durch eine erdfarbene, spröde, eingetrocknete und welke Haut, welche bei den heftigsten Schmerzen, oft selbst bei vorhandenem Fieber nicht jene trockne Hitze und glänzende Spannung zeigt, wie wir sie bei andern entzündlichen Fiebern beobachten, so daß es fast scheint, als könne das Fieber nicht bis auf die Haut heraus treten, als finde es ein Hinderniß in einer gestörten Capillarcirculation. Dies giebt dem Kranken ein auffallend altes Aussehn, was mir namentlich bei denjenigen auffiel, die ich kannte, oder kurz vorher gesehn hatte. Da der Rheumatismus oft jahrelang latent bleibt, so ist hieraus vielleicht, bei Abwesenheit anderer Ursachen, ein häufiges, frühzeitiges Altern zu erklären. Ich habe wenigstens die Erfahrung gemacht, daß für manche meiner Patienten, welche viele Jahre an Rheumatismus gelitten hatten, mein Curverfahren eine wahre Verjüngungscur geworden ist.

Sobald die Kranken die ersten vier oder fünf Dampfbäder gebraucht haben, wird ihre Haut feuchter, erhält mehr Tonus und Elastizität; ihr Aussehn wird ein ganz anderes, ich möchte sagen, saftigeres, und zeigt nicht mehr jenen Pastellfarbenton der Haut.

Es stellen sich beim Schlaf von selbst erleichternde Schweiße ein, und die Kranken leben wieder auf, wie eingetrocknete Infusorien im Wasser.

Nächst diesen Zuständen ist die Schlaflosigkeit einer der quälendsten für den Kranken. Die Schmerzen sind, wie erwähnt, in der Nacht oft am heftigsten, und kehren, wenn sie am Tage nachgelassen, oft Nachts mit erneuter Kraft wieder. Aber wenn auch die Schmerzen nachgelassen, so bleibt eine Aufregung der Nerven zurück, welche die Kranken zu keinem Schlafe kommen läßt.

Wir haben dieselbe Erscheinung bei rheumatischen Knochenschmerzen, der sogenannten Gicht. Es scheint mir hier der Ort über jene willkührliche Trennung von Gicht und Rheumatismus, als besonderen Krankheiten, zu sprechen. Die ganzen Unterschiede laufen darauf hinaus, daß der Rheumatismus im höheren Alter, wo er gewöhnlich als Gicht bezeichnet wird, meist in den Knochen auftritt. Daß dort das Exsudat, welches die Entzündung mit sich führt, anders als in den Muskeln, den serösen Häuten, der Haut, dem Zellgewebe und den fibrösen Häuten, die Metamorphose bis zur Knochenbildung durchmacht, berechtigt zu keiner wesentlichen Unterscheidung; man müßte uns denn andrerseits zugeben, daß Tuberkeln in den Knochen keine Tuberkeln, daß Krebs in den Knochen kein Krebs, daß syphilitische Knochenkrankheiten keine Syphilis seien. Die häufigen Absetzungen von Phosphaten und Kalksalzen in Gichtkonkrementen findet sich auch bei den Exsudaten anderer Krankheiten in dem Stadium des Abschlusses der Metamorphose. Was uns die harnsauren Salze bedeuten, werden wir später entwickeln. Man statuirt die Gicht bloß vom 35ten bis 40ten Lebensjahre an; man erlaubt es vorzüglich nur reichen, wohlgenährten Leuten, an Gicht zu leiden; und doch stimmen alle Symptome der Gicht mit denen des Rheumatismus überein: die entzündlichen Zufälle beim Eintreten kalter Witterung, die heftigen Schmerzen vor dem Eintritt eines kalten Sturmwindes, die Trockenheit der Haut, die bei alten Leuten bis zur Abschuppung geht, oder die sauer riechenden klebrigen Schweiße, der harnsaure, sedimentöse Harn, das Hin- und Herziehen der Schmerzen, deren Zunahme in der Nacht, die Verklebung und Verwachsung der Ligamente und Gelenke u. s. w. Was bleibt da noch übrig von Symptomen, welche die Gicht vom Rheumatismus unterscheiden sollen, als die vermehrte Absetzung harnsaurer Salze und der Vorgang des ganzen Entzündungsprozesses in den Knochen und Gelenken? Kann man hier mehr sehen, als die Neigung vieler Krankheiten im höheren Lebensalter theils zu erdigen, retrograden Bildungen der Exsudate, theils zur Deposition derselben in den Knochen? Für uns ist das Wesen einer Sache der Inbegriff ihrer Eigenschaften, kein ontologisches, aprioristisches Wesen, das hinter den Dingen steckt; und so lange wir bei zwei Dingen gleiche Eigenschaften oder nur Modificationen derselben Eigenschaften, die aus andern Ursachen fließen, erblicken, kann uns keine Tradition bestimmen, sie für verschiedene Dinge zu halten. Dieselben Aerzte, welche Gicht und Rheumatismus strenge unterschieden wissen wollen, machen beide von luxuriöser oder vorherrschend animalischer Kost abhängig, geben als unmittelbare Ursache der Krankheit einen Ueberfluß von Harnsäure im Blute, oder eine vermehrte Production derselben aus dem Blute an.

Hier kommen wir an diejenige Ansicht über die Entstehung der Gicht und des Rheumatismus, die sich fast dogmatisch festgesetzt und fortgepflanzt hat. Vorherrschend animalische oder luxuriöse Kost bei mangelnder körperlicher Bewegung ist bisher so sehr als specifische Ursache des Rheumatismus angesehen worden, daß ich selbst einen Arzt der neueren, physiologischen Schule versichern hörte, er getraute sich den Rheumatismus durch eine solche Kost zu produciren, ohne daß irgend eine Erkältung stattfinde. Nun wird aber kein Arzt läugnen, daß bei einer solchen Diät und einem trägen, dieser Kost nicht gemäßen Verhalten ebenso häufig Entzündungen aller Art, Apoplexieen und namentlich Leberleiden häufiger entstehen, als bei gemischter Kost und gesundheitsgemäßer Bewegung. Andrerseits habe ich trotz frugaler Kost und hinreichender Körperbewegung die furchtbarsten Rheumatismen entstehen sehen, wie namentlich in Ländern, wie in Amerika, sich Jeder überzeugen kann; ebenso findet man Gicht bei alten Soldaten, welche sich in ihrer Campagnezeit Bewegung genug gemacht haben, und in ihrer Ruhe sich so viel Bewegung machen, als ihnen eben ihre Gicht erlaubt, welche häufig wahrlich wenig Gelegenheit zu luxuriöser Lebensweise und in Deutschland zu vorherrschender Fleischkost haben.

Man sieht klar, daß die angezogene animalische Kost Nichts specifisch für den Rheumatismus beweist, sondern überhaupt nur als disponirendes Moment für Leberleiden, Plethora und Entzündungen aller Art angeführt werden kann; und selbst dieses nur, so weit der Digestions-Apparat in voller Integrität und die Blutbereitung nicht durch Krankheiten wie Tuberculose, Krebs, habituell gewordene Intermittens u. s. w. verändert ist. Will man den Rheumatismus schlechtweg als Entzündung auffassen, so kann man allerdings jene Lebensweise als disponirendes Moment herbeiziehen, darf aber dasselbe nicht als specifisch für diese Art der Entzündung anführen, welche wir eben Rheumatismus nennen.

Man könnte einwenden, es wäre dies ebenfalls eine ontologische Auffassung, die Entzündung in den Geweben, von der wir handeln, Rheumatismus zu nennen. Ich weise diesen Vorwurf von mir ab. Der Rheumatismus ist mir ebenso wenig ein autonomes Wesen, wie jede andere Krankheit, und ich bin gerne bereit, auch den Namen zu opfern, und zuzugestehen, es schlechtweg Entzündung zu nennen. So gut aber die Entzündung einer Brandwunde, die durch Feuer oder chemische Stoffe, oder eines Erysipel, das durch biliöse Zustände und äußere Einflüsse entstanden ist, eine andere Symptomen-Reihe darbietet, als eine traumatische Entzündung, und uns das Recht giebt, sie durch einen verschiedenen Namen zu trennen, ebenso gut können wir die vorliegende Entzündung, welche durch einen bestimmten Einfluß der Atmosphäre auf die Haut erzeugt wird, und einen eigenthümlichen Verlauf hat, mit einem besondern Namen bezeichnen. Namen sind nur dann gefährlich, wenn man ihren ursprünglichen Zweck und die Grenzen ihrer Bedeutung willkührlich erweitert. Wir haben aber keinen Grund, Gicht und Rheumatismus zu trennen, da sie nur durch den Sitz, und vorgeblich durch das Lebensalter, in dem sie eintreten sollen, verschieden sind, im Wesentlichen aber denselben Entwicklungsgang zeigen, und aus denselben Ursachen entstehen. Man hat vornehmlich für die Gicht luxuriöse Lebensweise als Ursache angezogen; wir finden aber in Hospitälern nicht selten Gichtkranke mit den furchtbarsten Entstellungen der Gliedmaßen, die der ärmeren Classe angehören (ein solches Exemplar ist im Armenhause von Baltimore bei den alten Frauen zu sehen). Wären luxuriöse

Lebensweise, vorherrschende Fleischkost und körperliche Ruhe wirkliche Erzeuger der Gicht, so würden die meisten reichen Leute an Gicht leiden, und man könnte den Wunsch hegen, ewig arm zu bleiben und jung zu sterben. Doch „grau, lieber Freund, ist alle Theorie, und grün des Lebens goldner Baum". Man wird bei Gichtkranken stets finden, daß häufige Erkältungen, rheumatische Entzündungen und Schmerzen in früheren Jahren vorhergegangen sind. Ich selbst litt, seitdem ich mir durch eine Erkältung eine rheumatische Colik zugezogen hatte, öfter an rheumatischen Schmerzen, und habe füher nie daran gelitten. Bei meinen Patienten konnte ich stets eine heftige Erkältung als Ursache des ersten Anfalls eruiren.

Betrachten wir weiter, welche Anhalspunkte wir in der Zusammensetzung des Blutes bei rheumatischen Kranken finden, und vergleichen wir sie mit der Beschaffenheit des Blutes im normalen Zustande. Folgende Tabellen haben den Zweck, dieses Verhältniß anschaulich zu machen:

	Wasser	Feste Bestandtheile	Faserstoff	Blutkörperchen	Serumrückstand: Eiweiß	Fette	Salze	Serumrückstand (Summe)
Becquerel und Rodier fanden bei 11 gesunden Männern als höchste Zahl in 1000 Theilen Blutes	800	240	3,5	152	73	3,2	8	84,2
als niedrigste Zahl . . .	760	200	1,5	131	62	1	5	68
als mittlere Zahl . . .	779	221,1	2,2	141,1	69,4	1,60	6,8	77,80
bei 8 gesunden Frauen von 22—58 Jahren: höchste Zahl	813	227	2,5	137,5	75,5	2,8	8,5	86,8
niedrigste Zahl	773	187	1,8	113	65	1	6,2	72,2
mittlere Zahl	791,1	209	2,2	127,2	70,5	1,6	7,4	79,5

	Wasser	Feste Bestandtheile	Faserstoff	Blutkörperchen	Serumrückstand
Andral und Gavarret fanden bei acutem Rheumatismus, 14 Personen, 43 Aderlässen als höchste Zahl	839,6	228,4	10,2	130,0	104,8
niedrigste Zahl	771,6	106,4	2,8	70,0	76,9
mittlere Zahl	805,4	194,6	6,7	101,0	86,0
bei chronischem Rheumatismus, 10 Aderlässen als höchste Zahl .	826,8	258,9	5,1	154,3	103,6
niedrigste Zahl	741,1	173,2	2,6	79,0	79,1
mittlere Zahl	792,6	207,3	3,9	108,2	95,2

Anmerkung. Es liegen mir leider die Originaltabellen nicht zur Hand, und ich habe diese nach Höfle zusammengestellt. Da sich in entzündlichen Krankheiten eher eine Verminderung als eine Vermehrung des Albumins vorfindet, so vermuthe ich, daß die höhere Chiffer für den Serumrückstand bei Rheumatismus durch eine Vermehrung der Salze entsteht, da deren theilweise Ausscheidung durch die Haut bei Rheumatismus gehemmt ist, und da diese überhaupt bei entzündlichen Krankheiten vermehrt sind.

Vergleicht man in diesen Tabellen die normale Zusammensetzung des Blutes mit der bei Rheumatismus vorgefundnen, so muß vor Allem die Vermehrung des Faserstoffs und die Verminderung der Blutkörperchen in die Augen springen. Die Bedeutung der Vermehrung des Faserstoffs im Blute wurde bei vielen Krankheiten augenscheinlich zu hoch angeschlagen. Die Differenzen waren in der That oft zu gering, um pathologische Theorieen darauf gründen zu können. Hier aber ist die Differenz zu bedeutend, um sie als blos accidentiell übergehen zu dürfen, zumal da durch die rheumatische Entzündung ein wesentlich faserstoffreiches Exsudat gesetzt wird. Diese hohe Chiffer für den Faserstoff findet sich jedoch nicht allein bei Rheumatismus, sondern ebenso bei acuter Bronchitis und exsudativer croupöser Pneumonie. Das Verhältniß stellt sich hier nach Andral ziemlich als dasselbe heraus.

Die Faserstoffmenge auf 1000 Theile Blutes beträgt:

	höchste	niedrigste	mittlere Zahl
bei acutem Gelenkrheumatismus:	10,5	4,0	7,6
bei acuter Bronchitis:	9,5	5,7	6,5
bei exsudativer Pneumonie:	10,5	4,0	7,6
Im normalen Zustande nach obiger Tabelle bei Männern:	3,5	1,5	2,2
bei Frauen:	2,5	1,8	2,2.

Wir finden also bei Rheumatismus ebenso, wie bei acuter Bronchitis und exsudativer Pneumonie, eine wesentliche Vermehrung des Faserstoffs, die bis auf das Doppelte und das Dreifache des Normalen steigt; wir finden zu gleicher Zeit in diesen Krankheiten ein faserstoffiges, festes, fast trocknes Exsudat, und müssen daher um so mehr den Rheumatismus in die Reihe dieser entzündlichen Krankheiten bringen, da mit der Vermehrung des Faserstoffs auch die Verminderung der Blutkörperchen in diesen Krankheiten ziemlich gleichen Schritt hält. Eine besondere Unterscheidung des Rheumatismus, so weit wir blos nach der Zusamensetzung des Blutes urtheilen, ist vorläufig nicht zulässig. Wenn L'Heritier im Blute von Gichtkranken Harnstoff gefunden hat, so hat diesen Stoff Simon im Blutkuchen von Lungenkranken, so haben ihn Andre bei Chlorose, bei Cholera und anderen heterogenen Krankheiten ebenfalls nachgewiesen. Harnsäure ist aber bis jetzt aus dem Blute nicht dargestellt worden, und wir finden Nichts darüber, als eine Vermuthung von Uré in der Londoner medical Gaz., daß Harnsäure „wahrscheinlich" an Natron gebunden im Blute der Gichtkranken vorkomme, eine Vermuthung, die durch keine Untersuchung auch nur wahrscheinlich gemacht wird. Wenn man die Beschaffenheit des Blutes bei Rheumatismus mit den faserstoffreichen Exsudaten, mit der Wiederkehr der rheumatischen Erscheinungen bei eintretendem kalten Wetter zusammenhält, so sieht man, wie die isolirte Betrachtung eines einzelnen Gewebes, wie des flüssigen Blutgewebes, zu der Lehre von den „Krasen", diesen phantastischen Kindern einer kritischen Schule, den Epigonen der „Dyskrasieen", führen konnte. Wir wären nach dieser Lehre gebunden, eine croupöse Krase anzunehmen, und sie als launenhaftes Wesen zu schildern, das bald als

Pneumonie, bald als Bronchitis, bald als Rheumatismus auftritt, ohne ihre verschiedenen Rollen zu motiviren. Es ist immerhin eine gleichartige Zusammensetzung des Blutes vorhanden. Wie aber die Krankheiten in ihrem Sitze und dem Orte ihrer Entstehung verschieden sind, so giebt auch das alienirte Organ dieses Sitzes den Krankheiten einen andern Charakter. Man könnte den Rheumatismus eben so gut eine Hautkrankheit, als eine Blutkrankheit, als eine Krankheit des fibrösen und serösen Gewebes nennen. Wenn wir aber z. B. bei Croup eine bestimmte Zusammensetzung des Blutes, als eines der die Krankheit bedingenden Momente annehmen können, so müssen wir zugleich die alienirte Funktion der Schleimhaut als coordinirten Faktor der Krankheit aufzählen. Wenn aber die Sucht, eine einzige materia peccans anzunehmen, wissenschaftliche Berechtigung hätte, so wären wir bei Croup geneigter, eine eigenthümliche, bis in die tieferen Schichten der Schleimhaut verbreitete Entzündung für die Ursache des faserstoffigen schnell gerinnenden Exsudates zu halten. Ich hatte vor nicht langer Zeit einer Dame bei einer sehr schweren Geburt beizustehen, welche schon vor der Geburt an einer chronischen Entzündung der Schleimhaut der Scheide litt, die sich durch häufige, ziehende Schmerzen, Aufwulstung und den Abgang eines überaus zähen Schleimes manifestirte. Während der Arbeit der Geburtswehen exsudirte in der Scheide ein so zäher, fester Schleim, daß er förmliche Pseudomembranen bildete, die ich mit Nichts besser vergleichen kann, als mit den Pseudomembranen, wie sie bei Croup ausgebrochen werden. Die Dame litt bald darauf an heftigem Rheumatismus im Kreuz, in den Knieen, und in der Gebärmutter, und ist jetzt durch Jod und Dampfbäder vollständig hergestellt. Die Dame hatte sich auf der Reise erkältet, aber von rheumatischen Schmerzen Nichts verspürt. Soll man hier eine croupöse Krase annehmen? Soll man die zuerst auftretende, rein lokale Affection der Scheidenschleimhaut aus jener Krase, oder die Krase aus dem lokalen Proceß ableiten? Es liegt oft mehr Wissenschaft in dem Geständniß des Nichtwissens, als in voreiliger Weisheit. Es giebt keinen physiologischen, oder was uns hier gleichbedeutend ist, pathologischen Vorgang, so einfach er sei, welcher nicht das Resultat mehrerer Faktoren wäre. Weshalb sucht man so hitzig bald den Faserstoff, bald die Harnsäure, bald den Eisenmangel als alleinigen Verbrecher zu deportiren. Bei diesem criminalistischen Streben, kommt auch der praktizirende Arzt oft zu der Verwirklichung des Sprichworts „Die kleinen Diebe hängt man, die großen läßt man laufen". Es ist allerdings ein verzeihlicher Wunsch, das vielfach combinirte Triebwerk physikalischer, chemischer und unbekannter Kräfte, welches wir thierischen, und in seinem höchsten Ausdruck menschlichen Organismus nennen, auf einfache Gesetze und Formen zu reduciren. Wenn diesem Triebe in der Lehre von der Zellenbildung Genüge gethan ist, so müssen wir andrerseits unser subjektives Wünschen beschwichtigen, wo uns ein objektiver Thatbestand eine große und leicht verwirrende Vielseitigkeit der natürlichen Erscheinungen zeigt.

Gehen wir weiter und sehen wir, was wir aus der Beschaffenheit des Harnes für Nutzen für die Erkenntniß des Rheumatismus ziehen können. Der sedimentöse Harn, welcher sich häufig bei Rheumatismus findet, und Harnsäure in größerer Menge enthält, hat die Aerzte mehr zu pathologischen Hypothesen, als zu fruchtbringenden Untersuchungen verleitet. Was ist diese große Vermehrung der Harnsäure bei Licht betrachtet. Becquerel fand im höchsten Falle bei entzündlichem Gelenkrheumatismus 1,7, im niedrigsten Falle bei „status gastricus" 0,05 Theile Harnsäure in 1000 Theilen Harn. Halten wir dagegen die Resultate, welche Lehmann (Erdmanns Journal Bd. XXVI. S. 257) durch die exacte, an sich selbst angestellte Untersuchung und Analyse einer jedesmaligen Harnmenge von vier und zwanzigstündlicher Ausscheidung bei verschiedener Kost erhalten hat.

	Feste Bestandtheile	Harnstoff	Harnsäure
bei gemischter Kost	67,8	32,4	1,1
bei animalischer Kost	87,4	53,1	1,4
bei vegetabilischer Kost	59,2	22,4	1,0
bei stickstofffreier Kost	41,6	15,4	0,7

Die Schwankungen im Vorkommen der Harnsäure betragen nach Becquerel, auf 1000 Theile berechnet, zwischen 0,3 und 0,6. Den Harnstoff hat er in Krankheiten stets vermindert gefunden, die Harnsäure dagegen bald vermehrt, bald vermindert, und zwar vermehrt bei jeglichem Fieber, bei heftigen Funktionsstörungen, bei Schmerzen und Convulsionen, bei Dyspnöe, bei entzündlichen Leberleiden und Funktionsstörungen der Leber, durch organische Krankheiten derselben verursacht, vermindert dagegen bei allen Krankheiten, denen Anämie zu Grunde liegt, außer wenn in solchen Krankheiten fieberhafte Zustände eintraten, wo sich dann sogar eine Vermehrung der Harnsäure vorgefunden hat.

Wir sehen also, daß das Vorkommen der Harnsäure im Harne keinen großen Schankungen unterworfen ist, und daß selbst in den höchsten Fällen nur eine geringe Menge ausgesondert wird. Will man dagegen die bedeutende Menge derselben in gichtischen Concrementen, im Harngries und in den Harnsteinen anführen, so muß man bedenken, daß hier die Ansammlung der Harnsäure eine allmähliche ist, deren Menge sich durch geringe, aber tägliche Zunahme vermehrt, da sie sich nachweisbar innerhalb des ganzen Harnapparates, und so selbst in den Nierenbecken ausscheiden kann, und in der Regel nur in geringer Menge abgeht, während sie in den Concrementen und bei großen Steinen gar keinen Ausweg hat. Was speciell rheumatische Kranke betrifft, so habe ich nie ein constantes Vorkommen des harnsauern, sedimentösen Harnes gefunden. Der Harn war eben so oft trübe als klar, eben so oft sauer als alkalisch reagirend, eben so oft sedimentös als nicht, ohne daß ich daraus einen bestimmten Schluß ziehen konnte. Das Einzige, was ich in mehreren Fällen beobachtete, war, daß im Beginne meines Curverfahrens der Harn häufig trübe, schleimig und sedimentös war, während er gegen das Ende der Cur wieder klar wurde. Ich habe aber diese Erscheinung nicht constant genug beobachtet, um ihr irgend eine kritische Bedeutung beizumessen, eine Bedeutung, die auch bei constantem Vorkommen noch fraglich wäre. Einer Beobachtung Coindets zufolge (Frorieps Notizen Band XIII) scheint zwischen der Harnsäure und dem Harnstoff im Harne fast ein Verhältniß, wie zwischen dem Faserstoff und dem Hämatin im Blute statt zu finden, daß nämlich mit der Vermehrung der Harnsäure gewöhnlich eine Verminderung des Harnstoffes eintritt.

Da die Harnsäure im Blute noch nicht dargestellt ist, so können wir sie bis jetzt nur als Excret betrachten, das in den

Harnorganen und ausnahmsweise in krankhaften Concretionen vorkommt.

Donné in seinem „Cours de microscopie" versichert, daß er es in der Gewalt habe, durch ein vergnügliches Experiment, was er an sich selbst oft angestellt, indem er Kaffee und darauf Champagner trank, jederzeit einer vermehrte Aussonderung von Harnsäure als Sediment im Harne zu erzeugen.

Wir sehen nach Allem diesen, daß die vermehrte Aussonderung von Harnsäure weniger ein specifisches Merkmal bestimmter Krankheiten, als vielmehr im Allgemeinen ein Vorgang ist, der bei größerer Thätigkeit des Blutgefäßsystems, bei Fieber, bei Aufregungen und Funktionsstörungen aller Art und bei vorherrschend stickstoffreicher Kost in vermehrter Weise stattfindet. Ob dies vielleicht theilweise nur darauf beruht, daß durch die gleichzeitige Vermehrung der Transpiration der Wassergehalt des Harnes geringer, und dieser concentrirter, die Zahl für die Harnsäure also geringer wird; oder ob die vermehrte Abscheidung eine krankhafte, anomale Bedeutung hat, können wir nicht entscheiden, und müssen uns damit begnügen, dieselbe eben als eine vermehrte Ausscheidung von Stickstoff aus dem Blute aufzufassen. Dies Excret aber ohne Weiteres als die constituirende Ursache einer rheumatischen oder gichtischen Entzündung hinzustellen, erscheint uns eben so abenteuerlich, als wollte ein Geolog die Chrysolit-Krystalle im Basalt für die Ursache vulkanischer Erhebungen halten. Das Einzige, woraus man das Entstehen dieser Ansicht erklären kann, ist das, daß man harnsaure Verbindungen vorherrschend in gichtischen Concrementen gefunden hat. Ich will vorerst nicht untersuchen, ob man Harnsäure und harnsaure Salze nicht auch in andern Concrementen innerhalb der Gewebe finde, um vom Harn ganz abzusehen. Zugegeben, daß Harnsäure nur bei Gicht und Rheumatismus innerhalb der Gewebe gefunden würde, so bewiese dies noch Nichts für die Schuld des Stoffes am Rheumatismus. Möglich, daß bei der insuffizienten Transpiration bei Rheumatismus ein Theil des Ammoniaks, das sonst durch die Haut ausdünstet, zurückgehalten wird, und zu Harnsäure sich umbildet, oder welche andere Hypothese man für diese Erscheinung substituiren will, wenn die Harnsäure sich wirklich als specifisches Product des Rheumatismus constatiren sollte, jedenfalls wäre es dem ganzen Krankheitsprocesse gegenüber nur eine accidentielle Eigenthümlichkeit des Rheumatismus in einer bestimmten Stufe seiner Producte, im höchsten Falle coordinirt den übrigen Erscheinungen. Freilich man ist schnell mit einer Theorie trügerischer Weisheit fertig: „Die Ursache des Rheumatismus ist vorherrschende Fleischkost und körperliche Ruhe; das Wesen desselben Bildung von Harnsäure". Man hat auch schon experimentirt. Was man glaubt, findet man gerne. Man will sogar durch animalische Kost und Unthätigkeit des Körpers Rheumatismen auch ohne vorhergegangene Erkältung erzeugt haben. Wir sind aber nicht dadurch überzeugt worden, daß ein wirklicher Rheumatismus dadurch erzeugt worden sei, und zweifeln mit Grund an der Exactheit der Versuche, wenn man etwas Ziehen im Körper und Gefühl von Schwere in den Knochen gleich für Rheumatismus ausgeben will. Wir können die Kranken vor dem Ausbruch von Exanthemen häufig über ziehende Schmerzen klagen hören, und müssen uns sehr hüten, gleich die Diagnose auf Rheumatismus zu stellen, wenn man nicht so geistreich sein will, wie ein Arzt, von dem ich gehört, um eine ausbrechende Furunkulose für eine Krise des Rheumatismus zu erklären.

Wir haben ferner Nichts davon gehört, daß man bei diesen Experimenten Harnsäure im Blute gefunden habe. Wir sehen aber, wie eine solche Weisheit selbst tüchtige und denkende Aerzte verführt, über den unläugbaren Einfluß der Witterung, über den Zustand des Hautorgans, über die eigenthümlichen Schmerzen und Entzündungserscheinungen, kurz über das volle und complicirte Krankheitsbild des Rheumatismus hinweg zu sehen und dem Schatten von etwas Harnsäure nachzujagen. Ich habe bei starken Fleischessern häufig Schmerzen, die den rheumatischen ähnlich waren, und Gefühl von Schwere in den Knochen, zuweilen mit einem biliösen Fieber verknüpft, gefunden und in zwei bis drei Tagen durch Mittel, welche die Galle fortführten, diese Erscheinungen beseitigt. Hat aber dies irgend etwas mit Gicht und Rheumatismus zu thun? Will man eine scheinbare Congruenz mit einzelnen Symptomen gleich zur Statuirung der Identität benützen? Ein paar nicht einmal exacte chemische Untersuchungen, ein paar mißverstandene

Experimente und dann ein gewichtiges Calcul auf einen Strohhalm gestützt!

Da, wie wir schon bemerkt haben, die Insuffizienz des Hautorgans in auffallender Weise bei Rheumatismus, namentlich bei Gelenk-Rheumatismus, der über den ganzen Körper verbreitet ist, hervortritt, so scheint uns die Frage nach dem Sekret des Hautorgans, dem Schweiß, nicht unwichtig. Ich fand die Haut bei rheumatischen Kranken eben so oft trocken, spröde und welk, als mit jenen bekannten, sauer riechenden, klebrigen Schweißen bedeckt; fast nirgends fand ich jene Spannung und trockene Hitze der Haut, die wir bei anderen Entzündungen finden. Selbst bei vorhandener Geschwulst ist die Haut gleichsam nur von unten aus gehoben, und nur in selteneren Fällen in entzündlicher Spannung, aber dann mehr weiß, dem Aussehen nach einem Tumor albus ähnlich. Hat die rheumatische Entzündung hingegen zu gleicher Zeit ihren Sitz in der Haut, wie bei manchen rheumatischen harten Geschwülsten, so ist die Haut wie an das Zellgewebe festgeklebt, glänzend und die Hautpapillen treten deutlich, vergrößert und etwas erhaben hervor, was etwa seinen Grund in einer Contraction des alveolaren Bindegewebes der untersten Schichten der Cutis hat.

Unter den früheren Untersuchungen über die Stoffe, welche durch den Schweiß ausgeschieden werden, sind die von Anselmino hervorzuheben, welcher diese Stoffe in der Weise sammelte, daß er den Arm mehrerer Personen in einen Glascylinder halten ließ, den er oben und unten verschloß, und fortwährend mit kaltem Wasser übergießen ließ; dann sammelte er den an das Glas angeschlagenen Schweiß, und fand Spuren von Ammoniak, Essig- und Kohlensäure; hatte aber der Arm die innere Glasfläche berührt, so fand er auch Kochsalz. Andere haben durch weniger exacte Versuche, durch Auskochen von Hemden, oder Abnehmen des Schweißes mit einem silbernen Löffel (Bibra) außer den erwähnten Stoffen: Sulphate und Phosphate, welche Natron oder Kalk zur Basis hatten, und Salmiak gefunden (Berzelius). Wolf (Dissert. sist. singul. cas. calculos. Tübingen 1817.) fand eine Salzkruste auf der Haut, bestehend aus Harnsäure und andern organischen Stoffen. O. Henry fand im Schweiß eines Gichtkranken Kochsalz, phosphorsauern Kalk, harnsaures Natron und organische Materien; Anselmino fand Eiweißstoff nach einem rheumatischen Fieber. Nach Krause werden täglich 31½ Unzen Schweiß durchschnittlich von der Haut abgesondert; davon gehören ⅛ bis ²⁄₉ den eigentlichen Hautdrüsen, die übrigen Theile der unmittelbaren Exhalation durch die Capillaren an; von extractiven Stoffen würde nach seiner Annahme von Fett, freien Säuren, Milch und essigsauren Salzen, Salmiak, Chlornatrium, Chlorkalium, Eisenoxyd und phosphorsaurem Kalk eine halbe Unze täglich ausgeschieden.

Ist diese Rechnung richtig, und wird es anderseits durch weitere Beobachtungen bestätigt, daß die Hautthätigkeit bei Rheumatismen in besonderer Weise darniederliegt, so würde bei dieser oft so lange dauernden Krankheit keine geringe Quantität von Salzen und organischen Materien zurückgehalten, und es wäre annehmbar, daß durch die Zurückhaltung dieser Stoffe im Blute (oder in den Geweben?), so weit sie nicht genügend im Harn und in der Galle ausgeschieden werden, das Blut der rheumatischen Kranken eine eigenthümliche Zusammensetzung erhielte, welche es vom entzündlichen Blute in anderen Krankheiten unterscheiden würde. Wenigstens habe ich Beobtungen bei Kranken gemacht, welche unwillkührlich auf diese Annahme hinführen. So behandelte ich kürzlich einen Mann an einer rheumatischen Geschwulst in der Leistengegend, welche ihm große Schmerzen verursachte, während außer der Umgegend der Geschwulst der übrige Körper frei von Schmerzen war. Da der Fall erst einige Wochen alt war, so hatte der Kranke durch die Cur bald bedeudende Erleichterung; die Geschwulst von der Größe eines Taubeneies war schon bis zu einem fast unfühlbaren Knötchen geschwunden, und alle Schmerzen hatten aufgehört, als er plötzlich in den Schultern rheumatische Schmerzen fühlte. Hier war offenbar ein lokaler, fixwerdender Rheumatismus mobil gemacht; wie aber die Schmerzen plötzlich in einem Theile auftreten können, der von ihrem ursprünglichen Sitze so weit entfernt ist, wird durch die blos entzündlichen Eigenschaften des Blutes nicht erklärt. Es scheint, als ob jene Salze und organischen Materien, welche man eben so oft bei Gichtkranken an einzelnen Stellen aufgehäuft findet, im Blute zwar gelöst, aber eben so leicht an einzelnen Punkten wieder deponirt würden. Ich habe dies Mobilwerden eines fixen Rheumatismus häufig bei meiner Cur beobachtet; ich will darauf keine weitere Hypothese bauen, halte es aber für wichtig, bei solchen Fällen gerade die Salze des Blutes genauer zu untersuchen.

Es ist erst in neuerer Zeit die Wichtigkeit des Hautorgans in ihrer vollen Geltung gewürdigt worden, namentlich durch die mikroskopische Anatomie der normalen Hautstruktur und der Hautkrankheiten. Wir wissen, daß die Haut mit ihren vielartigen Geweben, mit ihrem Horngewebe zum Schutze gegen äußere Schädlichkeiten, mit ihren aufsaugenden und ausscheidenden Drüsen, mit ihrem peripherisch ausgebreiteten Nerven- und Blutgefäß-System in einem unzweifelhaften polarischen Rapporte zu den centralen Lebensorganen der Blutcirculation, des Nervensystems und der Ernährung steht. Wenn wir das Wie dieses Verhältnisses noch nicht ganz erkannt haben, so drängen sich uns doch dessen Thatsachen in vielen physiologischen und pathologischen Vorgängen auf. *) Wir wissen, daß Verbrennungen auf einem größeren Theile der Hautoberfläche Congestionen des Blutes nach dem Herzen und den Lungen, und den Tod herbeiführen. Wir sehen fast bei allen Krankheiten, namentlich den Fiebern und Entzündungen, welche wichtige Rolle die Haut spielt, und können daher schließen, daß einer Krankheit von allgemein entzündlichem Charakter ein besonderer Charakter dann aufgeprägt wird, wenn die Funktion der Haut als eines ausdünstenden Organes

*) Es ist eine alte nicht zu verachtende Sitte in Deutschland, im Frühjahr und Herbst eine leichte Abführcur zu gebrauchen. Es ist dies eine Art Cultur des Verdauungsapparates. Wie Viele aber wissen Nichts von einer ebenso nothwendigen Cultur der Haut, und verharren oft jahrelang ohne allgemeine Bäder. Es ist ein allgemeines Vorurtheil in Amerika, daß man sich leichter erkälte, wenn man im Winter zuweilen ein warmes Bad nimmt. Dürfen wir uns wundern, daß wir in Fällen, wo wir an eine gesteigerte Hautthätigkeit, als heilenden Akt, appelliren müssen, so oft von diesem Organ Nichts erreichen können? Die Hydropathie verdankt gerade dieser Nothwendigkeit einer Cultur der Haut diejenigen Erfolge, die von ihrer übertriebenen Anpreisung als wirkliche zurückbleiben. Es ist begreiflich, weshalb Personen, welche nie daran dachten, sich zu baden, sich einer ungewöhnlichen Gesundheit erfreuen, nachdem sie eine Wassercur gebraucht, und durch diese Gymnastik der Hauttranspiration die Funktion des Hautorgans geübt haben.

zur Ausscheidung von Stickstoff, Säuren, Salzen und organischen Materien in ausgedehntem und intensivem Grade alienirt ist. Wenn die normale Hautausdünstung, wie schon das Wort ausdrückt, eine dunstförmige und nur bei stärkeren inneren oder äußeren Reizen und Bewegungen eine flüssige ist, so finden wir gerade jene normale Funktion der Ausdünstung bei Rheumatismus fast vollständig alienirt; die Haut ist trocken, spröde und welk, oder es treten jene sauerriechenden klebrigen Schweiße ein, welche wir eher für eine Insuffizienz der Hautfunktion, als für eine kritische Ausscheidung, in keinem Falle für eine normale halten können. Es treten solche Zustände der Haut zwar auch in andern Krankheiten auf, aber nicht leicht so intensiv und andauernd, jedenfalls aber im Gefolge einer andern Symptomenreihe; oft, wie es scheint, mehr in Folge einer besondern krankhaften Blutmischung oder krankhafter Vorgänge im Nervensystem. Da wir aber keinen Rheumatismus ohne Erkältung, d. h. ohne Unterdrückung der Hauttranspiration zugeben können, so haben wir auch Grund, die beobachtete Insuffizienz des Hautorgans für eine genuine zu halten.

Die Wirkungen dieses Zustandes der Haut auf die Centralorgane stellen sich, so weit ich sie bis jetzt beobachtet habe, durch folgende hervortretende Erscheinungen dar: in Bezug auf die Ernährung: andauerndes Darniederliegen der Eßlust, Dyspepsie, und damit verbunden freiwilliges Erbrechen, Uebelkeit, Verstopfung oder Diarrhöe; in Bezug auf die Nerven: ein Gefühl von Schwere und Steifigkeit in allen Gliedern, eine andauernde gedrückte Gemüthsstimmung, bei Frauen häufig eine außerordentliche Reizbarkeit, ein auffallendes Frostgefühl selbst in sehr warmen Zimmern; in Bezug auf die Blutcirculation: eine blasse und kühl anzufühlende Haut, und ein nur wenig über und unter das Normale steigender Puls, selbst bei vorhandenen Schmerzen und dem Gefühl von innerer Fieberhitze (ausgenommen bei eigentlichem rheumatischen Fieber), ödematöse, transitorische Anschwellungen an verschiedenen Theilen des Körpers, besonders in der Gegend der Gelenke; eben so transitorische Hyperämieen und Entzündungen, die der Beobachtung zugänglicher sind, wenn sie auf den Schleimhäuten der Augen oder des Mundes erscheinen, welche selten, so weit sie rein rheumatische sind, vielleicht nie in Eiterung übergehen und ihren Sitz oft ändern;*) ferner vorübergehendes Herzklopfen mit normalen Herztönen oder leichten Blasebalggeräuschen. Was diese letzte Erscheinung betrifft, so kann ich durchaus Bouillaud nicht beistimmen, der bei der Hälfte der an Gelenkrheumatismus Leidenden eine vorhandene Pericarditis oder Endocarditis annimmt, wenn man den Begriff dieser Krankheit nicht so niedrig schrauben will, daß man ihr Bestehen bei dem leichtesten Herzklopfen und einem vorübergehenden Aftergeräusch für gewiß hält. Wir werden später näher darauf eingehen.

Wir haben bisher gesehen, daß der Rheumatismus in allen seinen Formen sich theils als akute, meist aber als chronische Entzündung darstellt, welcher durch eine dauernde und intensive Alienirung der Hauttranspiration ein besonderer Charakter aufgeprägt wird. Wenn wir von Entzündung sprechen, so müssen wir nothwendig auf das damit verbundene Exsudat unsere Aufmerksamkeit lenken, wobei wir die Frage, ob das Exsudat die Entzündung, oder diese das Exsudat ursächlich bedinge, vorläufig bei Seite lassen. Eine Aufklärung über das bei der rheumatischen Entzündung auftretende Exsudat und dessen Organisation sollten wir von der pathologischen und mikroskopischen Anatomie erwarten. Es ist aber hier unser Material sehr gering, und steht eine Bereicherung desselben nicht einmal in Aussicht, da der Rheumatismus nicht so häufig den unmittelbaren Tod herbeiführt, und bei Obductionen selten nach den Spuren eines früher dagewesenen Rheumatismus gesucht wird. Nach der Zusammensetzung des Blutes zu urtheilen, haben wir es mit einem wesentlich faserstoffigen Exsudat zu thun. Das Exsudat tritt als formloser Stoff aus den Gefäßwandungen, da aus denselben in ihrer Continuität nur formloser Stoff — Bildungsplasma — Exsudat treten kann. Fragen wir nach der Organisation dieses faserstoffigen Exsudates, soweit wir deren Gesetz aus der Analogie und der Induction aus

*) Ich habe diese Hyperämieen und Entzündungen, über die ich später sprechen will, häufig im Munde beobachtet, wo sie von einer Choane zur andern, in dem Rachen rings um die Zähne gehen, bald da, bald dort auftreten mit heftigen Schmerzen, Geschwulst und lebhafter Röthe verbunden, oft lange andauern, oft aber plötzlich verschwinden und rheumatische Schmerzen in den Gliedern zurücklassen.

vereinzelten Thatsachen feststellen können, so kann diese eine doppelte sein.

1. Das faserstoffige Exsudat organisirt sich bei hinreichender Menge, bei hinreichendem Wassergehalt und der durch die Luft und die Temperatur gegebenen Disposition zu Eiter.

2. Das faserstoffige Exsudat organisirt sich bei dem Mangel jener Bedingungen durch Gerinnung zu Bindegewebe.

Ehe wir weiter gehen, muß ich vorher noch erwähnen, daß auch hier an eine Entzündung ohne Exsudat gedacht werden kann, da man nicht selten bei der Obduction rheumatischer Kranken Nichts gefunden hat (Andral). Wenn wir von „kleinen Eiterheerden im umgebenden Zellgewebe einer rheumatischen Entzündung", von „Eiter- und Serumanhäufungen in den Synovialhäuten" lesen (Andral), so sind wir mehr geneigt, diese Exsudate, welche sich zu Eitergewebe entwickeln, für secundäre, ja für solche zu halten, welche durch den Reiz des rheumatischen Exsudates, vielleicht erst nach Ablauf der entzündlichen Exacerbationen, entstehen, da, wie ich später motiviren werde, das Exsudat bei rheumatischer Entzündung keinerlei Neigung zur Eiterbildung, selbst bei den dazu günstigsten Bedingungen, wie der äußerlich einwirkenden feuchten Wärme, zeigt. Ich wende mich also vornehmlich zu der Organisation des Exsudates zu Bindegewebe. Um hier schon vorzugreifen, würde sich die Reihe der Erscheinungen so darstellen: Active Hyperämie — Entzündung — kein, oder ein kaum sichtbares Exsudat — kleine faserstoffige Exsudate — Bildung von Bindegewebe — Verwachsung der Gewebe unter einander — Geschwülste — Verkalkung in den Ligamenten und Weichtheilen (Absetzung von Salzen und Harnsäure) — Verknöcherung und Osteophytbildung an den Knochen.

Beginnen wir daher mit den Erscheinungen, wo die Entzündung noch Spuren ihres Daseins zurückgelassen hat, und vergleichen wir sie mit den Erscheinungen an den Lebenden. Die rheumatische Entzündung wurde meist in den fibrösen Häuten beobachtet. Nach Rokitansky beginnt die Entzündung fibröser Gebilde mit einer „streifigen Injection" und „nebenbei erscheint das fibröse Gewebe von hie und da exsudirten (?) kleinen Mengen Blutes (?) roth gesprenkelt". Doch spricht Rokitansky diese Entzündung nicht bestimmt als rheumatische aus. Deutlicher spricht von dieser Andral „man findet die die Gelenke umgebenden Venen ausgedehnt und von Blut strotzend, die Ligamente, das Periosteum, die Synovialhaut roth, injicirt, verdickt". Dies scheint mir in der That die erste Stufe der rheumatischen Entzündung zu sein. Man wird diese Erscheinung an der Leiche selten, am Lebenden vielleicht nie beobachten. Ich kann aber nicht umhin, hier Beobachtungen mitzutheilen, die vielleicht einiges Licht auf die Thatsächlichkeit dieses Vorganges werfen. Die eine betrifft die chronische rheumatische, oder was für uns dasselbe ist, die gichtische Augenentzündung. Ich habe diese in folgender Gestalt beobachtet. In der schmerzfreien Zeit war oft keine Röthe auf der Conjunctiva zu sehen, aber sie war trübe, grau und sammetartig. Meist bei Witterungsveränderungen traten folgende Erscheinungen ein: Lebhafte Schmerzen, Thränen der Augen, Lichtscheu, die Conjunctiva sah gleichmäßig rosenfarben aus, was (durch die Lupe besehen) von einer feinen Injection in der Sclerotica und der tieferen Schicht der Conjunctiva herrührte. In der Conjunctiva verliefen einzelne von Blut strotzende Gefäße bis zum Rande der Cornea (die „abdominellen Blutgefäße" seligen Angedenkens). Die Descemetische Haut war von der Entzündung mit ergriffen; um den ganzen Rand der Cornea waren weißliche feste Exsudate, die etwas herortraten, wie Vegetationen. Die Erscheinungen der Injection, die Schmerzen und die Lichtscheu waren manche Tage ganz verschwunden; die festen Exsudate und das trübe, matte Ansehen der Conjunctiva blieben. Im Verlaufe meiner Behandlung (die nicht weiter von der hier vorgeschlagenen differirt, als daß ich außer den Einreibungen der Jodsalbe in der Umgegend der Augen und örtlichen, bei geschlossenen Augen angestellten Dampfbädern ein Augenwasser von 2 gr. Jodkali auf Eine Unze Wasser mit Aqua Laurocerasi und Tinctura Opii einträufeln lasse) beobachtete ich folgende Erscheinungen durch die Lupe. 1. Die Blutgefäße, welche die Injection in der tieferen Schicht der Conjunctiva bildeten, traten mehr auf die Oberfläche hervor. 2. Die Injection in der Tiefe verschwand; es waren aber einzelne Partieen der Conjunctiva, die pyramidenförmig mit der Spitze an der Cornea endigten, stark injicirt. 3. Die Trübungen und festen Exsudate an der Descemetischen Haut wurden heller und kleiner. Bei Witterungsveränderungen traten oft die ersten Erscheinungen der tiefen Injection der ganzen Conjunctiva u. s. w. wieder auf und verschwanden wieder, bis die Heilung eintrat, alle Injection verschwand und der Rand der Cornea klar wurde. *)

Ich habe ferner, wie ich schon früher bemerkte, häufig beobachtet, daß rheumatische Schmerzen, die in den Backenmuskeln, oder in der Orbitalgegend geherrscht hatten, auf das Zahnfleisch oder auf die Gaumensegel übergingen. Im letzteren Falle war zu gleicher Zeit eine Geschwulst der Mandeln vorhanden. **) Die Schleimhaut des Mundes schwoll an, war lebhaft roth injicirt und äußerst schmerzhaft; des Abends gewöhnlich in unerträglichem Grade. Oft beobachtete ich eine streifige oder fleckenartige Injection oder eine distinkte Injection einzelner oberflächlicher Gefäße (ganz ähnlich den sogenannten abdominellen Gefäßen der Augen). Mochte dieser Zustand acht bis vierzehn Tage und länger gedauert, und mochten die Kranken lange Zeit warme Flüssigkeit im Munde gehalten haben, um Eiterung zu erzeugen, so trat diese doch nie ein, während es bei Angina, welche mit gastrischen Unreinigkeiten zusammenhängt, sehr bald gelingt, den Ausgang der Entzündung in Eiterung auf diese Weise zu fördern. Dabei zogen Schmerzen und Entzündung oft von einer Stelle des Mundes zur andern. Oeffnete ich mit dem Messer zuweilen eine besonders geröthete Stelle, wo ich wohl Eiter vermuthen konnte, so erhielt ich immer nur dickflüssiges Blut, das im Verhältniß zu der Kleinheit des Schnittes ziemlich reichlich war. Die Kranken hatten augenblickliche Erleichterung; die Schmerzen

*) Es wird in der Augenheilkunde als Unterschied zwischen der rheumatischen und gichtischen Augenentzündung angegeben, daß in jener die sogenannten abdominellen Gefäße bis zum Rande der Cornea verlaufen, in dieser eine Linie vor derselben wieder umkehren. So weit ich diese Unterschiede beobachtete, hingen sie ganz vom Alter der Entzündung und davon ab, wie weit der Rand der Cornea, die Descemetische Haut und der innere Rand der Conjunctiva trübe, verdickt und mit festen Exsudaten besetzt war. Bestätigt sich diese Beobachtung, so läge also auch hier der Unterschied zwischen Gicht und Rheumatismus nur im Alter der Krankheit.

**) Diese rheumatische Angina, mit Geschwulst der Mandeln verknüpft, findet sich in Amerika außerordentlich häufig, wurde aber bis jetzt nicht als rheumatische erkannt. Die Mandeln werden häufig operirt. Ich habe dies selbst gethan, bin aber jetzt davon abgekommen.

kehrten aber wieder. Auf der Schnittfläche bildete sich nun Eiter, der aber nie aus der Tiefe kam, und offenbar durch den Zutritt der Luft und der Speisen in die Wunde eine Bedingung seines Entstehens erhalten hatte. Diese Beobachtung scheint mir sehr charakteristisch dafür, daß bei rheumatischen Entzündungen die Blutgefäße entweder lange in einem Zustande der Ausdehnung und Blutüberfüllung verharren können, ohne ein Exsudat abzugeben, oder daß, wenn Letzteres geschieht, das Exsudat sehr wenig Disposition zeigt, die Organisation in Eiter einzugehen. Sei es, daß eine dahingeführte Beimengung des Blutes von zurückgehaltenen organischen Stoffen und Salzen das Blutplasma nicht zur Eiterbildung befähigt, oder daß durch die Einwirkung einer heftigen Kälte die Eigenschaften der Blutgefäßwandungen in den Schleimhäuten dahin alienirt sind, daß ein Austritt von Blutplasma schwerer erfolgt; wir können darüber bis jetzt nichts Entscheidendes aussprechen. Man kann sich den Vorgang so vorstellen, daß das Blut bald da, bald dort die Gefäße überfüllt, und die heftigen Schmerzen nur durch den Druck und die Ausdehnung der Gefäße selbst, nicht des Exsudates erzeugt. Man wird gestehen, daß es nicht zu weit ausgeholt ist, einen solchen Vorgang in den Schleimhäuten mit dem anatomischen Befunde bei der rheumatischen Entzündung der Ligamente von „streifiger Injection und ausgedehnten und von Blut strotzenden Venen“ ohne Eiterbildung zusammenzustellen.

Wenn wir weiter von einem Exsudate sprechen, so kann bei rheumatischer Entzündung nach der Zusammensetzung des Blutes nur von einem vorherrschend faserstoffigen Exsudate die Rede sein. Nach Rokitansky nehmen „recidivirende Entzündung leichteren Grades und Entzündungen chronischen Verlaufes“, also vorzüglich rheumatische Entzündungen den Ausgang in Verhärtung und Verdickung. Ich kann diese Bedingung des Verlaufes für die rheumatische Entzündung nicht so ausschließlich gelten lassen. Wir finden äußerst heftige und intensive, acute rheumatische Entzündungen des Kniegelenkes und anderer Theile, welche auch den Ausgang in Verhärtung und Verdickung und schließlich in Contracturen nehmen und in demselben Theile wiederkehrende Anfälle zeigen. Wenn wir also im Allgemeinen den Ausgang in Eiterung oder Brand von der

Heftigkeit der Entzündung oder der Menge des Exsudates theilweise abhängig machen können, so gilt dies nicht von rheumatischen Entzündungen. Wir finden hier häufig furchtbare Schmerzen und entzündliche Symptome, deren Heftigkeit in keinem Verhältnisse zu der Menge des Exsudates stehen, so weit man auf dieses nach der Anschwellung des betroffenen Theiles schließen kann. Wo man diese Anschwellung beobachtet, ist sie gewöhnlich in einem ganzen Gliede, oder in dem Umfange eines Gelenkes so gleichmäßig gestaltet, daß sie oft nur durch Vergleichung mit dem adäquaten Gliede der anderen Seite erkannt wird. Wenn man bei dem Betroffenwerden einer ganzen Extremität den Schmerzen und der objectiven Vermehrung der Temperatur nach urtheilt, so herrscht die Entzündung theils im Verlaufe der Blutgefäße und Nerven, theils in ganzen Muskelpartieen. Es ist schwer bei dem Mangel anatomischer Befunde sich hier eine Vorstellung von dem Vorgange einer Exsudation zu bilden. Stellt man sich etwa vor, daß viele kleine fibrinöse Exsudate, welche sofort gerinnen, in die Muskelfasern und an die die Gefäße begleitenden Nerven und in die Ligamente austreten, so begreift man die Schmerzen bei jeder Bewegung, bei jeder raschen Temperaturveränderung, welche eine Contraktion oder Ausdehnung des Exsudates mit sich führt, da doch z. B. bei Panaritien eine wenig umfangreiche Entzündung, die oft nur einen Tropfen Eiter erzeugt, die heftigsten Schmerzen bereitet. Es ist dies eine reine Hypothese. Daß aber eine solche Exsudation kleiner fibrinöser Partikeln im Laufe der Blutgefäße vorkommen kann, zeigt uns eine Beobachtung Virchow's über die Osteophytbildung, die wir später vollständig mittheilen wollen. „Zuweilen findet man besonders nach dem Laufe der großen Blutleiter feine, kaum bemerkbare, faserstoffige Exsudate, welche sich, wie es scheint, sehr frühzeitig organisiren." — Wo das Exsudat in größerer Menge an Einem Orte, an den Gelenken oder bei rheumatischen Geschwülsten der Haut und der Drüsen auszutreten scheint, kommt uns die anatomische Beobachtung schon mehr zu Hülfe. Rokitansky giebt eine Beschreibung von der Entzündung des fibrösen Gewebes, welche der rheumatischen Entzündung vollständig entspricht. — „Sie beginnt mit einer streifigen Injection — hierauf schwillt das erkrankte Gebilde an, verliert seinen eigenthümlichen

Glanz, und ist von einer graulichen oder gelblichen, zum Theil gallertähnlichen erstarrenden Feuchtigkeit infiltrirt. Ist die Entzündung heftiger, so wird, je länger sie dauert, desto undeutlicher die faserige Textur; das Gebilde ist leicht zerreißlich, zum schmutzig Gelbröthlichen entfärbt, was von dem in sein Gewebe abgelagerten, und dasselbe durchdringenden, zum größten Theile erstarrten Produkte herrührt. An der Entzündung nehmen immer die anstoßenden Gebilde Theil, aber sie ändern dabei ihre wechselseitigen Beziehungen auf verschiedene Weise. In ausgezeichnetem Grade ist gewöhnlich das homologe benachbarte Zellgewebe mit entzündet; dieses und das fibröse Gewebe verschmelzen dabei mit einander so, daß die Grenzen beider völlig unkenntlich werden. Auf diese Weise werden denn auch entzündete fibröse Gebilde — Sehnen — Ligamente in ihrem Zellgewebe fixirt." Zu dieser Art durch die Entzündung in Eine compacte Masse verschmelzender Gewebe kann man auch die rheumatischen Geschwülste in der Haut und dem Unterhaut-Zellgewebe anführen, wie wir sie oben beschrieben haben. Hier sind in der That die Fascien, die Drüsen, das subcutane Zellgewebe und die Haut zu Einer Masse verschmolzen. Während andere Entzündungen sich mehr in den einzelnen Schichten bestimmter Gewebe, als des Zellgewebes, der Haut, der Drüsen u. s. w., verbreiten, so ist jenes Durchsetztwerden der Gewebe von dem Exsudate bei rheumatischen Entzündungen häufig. Daß dies auch in den Eingeweiden und den serösen Häuten, die sie bekleiden, stattfinden kann, dafür habe ich ein hinreichend beweisendes Beispiel. Ich behandelte in Baltimore einen Mann an einer rheumatischen Geschwulst in der Leistengegend, bevor ich mein jetziges Curverfahren als einzig sicheres erkannt hatte, mit innerlichem und äußerlichem Gebrauch von Jod, aber ohne Zuziehung der Dampfbäder, und habe damit in der That die rheumatische Geschwulst nach einer langwierigen Behandlung beseitigt. Als dieser Mann bereits Reconvalescent war, beging er die Unvorsichtigkeit bei nassem und kaltem Wetter in seinem Garten zu ackern. Er erkältete sich stark, da er nach dieser Arbeit noch eine Stunde vor seiner Thüre saß, und wurde plötzlich von einer furchtbaren rheumatischen Colik befallen. Die Schmerzen waren am heftigsten im rechten Hypochondrium, wo sich auch eine tiefliegende, fluctuirende Geschwulst zeigte, dann zogen sie im ganzen Leibe umher und nach der Brust zu. Es traten Lähmung der ganzen rechten Seite, Oedem der Haut und alle Zeichen inneren Brandes ein. Zwei Tage nach dem Anfalle starb der Mann. Die Behandlung war streng antiphlogistisch. Ich machte die Obduction, und fand, daß die fluctuirende Geschwulst von der Gallenblase herrührte. Diese war vollständig geschlossen. Die Gallenausführungsgänge waren bis zu ihrer gemeinschaftlichen Mündung im Duodenum (ductus cysticus, hepaticus und choledochus) ohne eine Spur von Lumen zu fibroiden Strängen umgewandelt, an denen die einzelnen Gewebe nicht mehr zu unterscheiden waren. Das Peritoneum war in der ganzen Umgebung injicirt. Die Gallengefäße und Blutgefäße in der Leber waren alle strotzend von ihrem Contentum, der ganze rechte Lungenflügel war brandig u. s. w. Wir sehen, daß hier gerade von dieser Eigenthümlichkeit der rheumatischen Entzündung, ein mehrere Gewebsschichten diametral durchdringendes Exsudat mit sich zu führen, das Leben des Kranken abhängig war. Denn die Entzündung hatte hier offenbar im Peritoneum ihren Anfang.

Andral giebt von der rheumatischen Entzündung in den Gelenken folgenden Befund: „Die Ligamente des Periosteums und die Synovialhaut sind roth, injicirt, verdickt und von kleinen Eiterheerden des Zellgewebes umgeben. In der Synovialhaut finden sich „Eiter- oder Serumanhäufungen“. Da wir hiebei nicht erfahren, in welcher Zeit des Verlaufes diese Eiterheerde und die Eiteranhäufungen in den Synovialhäuten sich vorfinden, so muß ich annehmen, daß dies Ausgänge secundärer idiopathischer Entzündungen sind, die erst nach dem Verschwinden der rheumatischen Exacerbationen eintreten und durch den Reiz der festen rheumatischen Exsudate entstehen. Zu dieser Annahme bewegt mich, außer den oben angeführten Beobachtungen bei der Angina rheumatica, meine Erfahrung während meines Curverfahrens. Da ich dieses immer mit Dampfbädern verbinde, so wäre es zu verwundern, wenn sich bei den vielen und heftigen Gelenkentzündungen, die ich so behandelte, kein Eiterabsceß gebildet hätte, da gewiß Nichts mehr die Organisation eines Exsudates zu Eiter fördert, als feuchte Wärme. Ich habe aber hier nie solche Abscesse sich bilden sehen. Ich will die Möglichkeit einer primären Eiterbildung bei rheumatischer Entzündung nicht abstreiten, habe aber zu wenig Belege und Beobachtungen, welche dafür sprechen, um näher darauf einzugehen.

Als weitere Folge der Erscheinungen, wie sie Rokitansky anatomisch dargestellt, sehen wir in der Regel, wenn die Krankheit sich selbst überlassen bleibt, in den Muskelscheiden, dem Zellgewebe und der Haut feste Geschwülste, in den Gelenken Contrakturen, in den serösen Häuten organisirte fibröse Exsudate und Adhäsionen. Ob die Pleuresieen mit organisirten fibrösen Exsudaten vornehmlich den rheumatischen, diejenigen mit Ausgang in Empyem den anderen Entzündungen angehören, wage ich nicht zu entscheiden. Ich kann blos anführen, daß ich nicht selten bei Phthisikern in Folge starker Erkältungen eine vehemente Pleuritis mit heftigen rheumatischen Schmerzen, welche am ganzen Thorax und in den oberen Extremitäten umherzogen, beobachtet habe, vielleicht eine Erklärung, weshalb wir bei Phthisikern so häufig feste Adhäsionen der Lungen finden.

Was ein Exsudat in seiner Organisation zu Eiter fördern kann, ist erfahrungsgemäß außer einer bestimmten Luftdisposition (s. Reinhardt über Eiter in Virchow's und Reinhardt's Archiv), feuchter Wärme und einer größeren Menge des Exsudates — der größere Gehalt an Wasser. Wenn man nach dem Grade der allgemeinen Durchdringung des Körpers mit Feuchtigkeit auf den Wassergehalt eines austretenden Blastems schließen darf, so kann ich die Beobachtung anführen, daß mir bei Rheumatikern, vornehmlich bei akutem Gelenkrheumatismus, die ungewöhnliche Trockenheit aller Gewebe aufgefallen ist. Im Falle 2. war diese besonders ausgesprochen. Der Kranke hatte im buchstäblichsten Sinne das Aussehen eines ausgedörrten Menschen: Haut, Zunge, Nasenschleimhaut, Alles war im Zustande der größten Trockenheit. Wir haben also nach den obigen Betrachtungen ein Exsudat in einer Quantität, welche die Organisation in Eiter zuließe, welches aber aus Mangel anderer, wie es scheint, innerer Bedingungen gerinnt und sich zu Bindegewebe organisirt. Dieses Bindegewebe scheint sich nicht zu Faserzellen und gelockertem Bindegewebe zu organisiren, sondern zu dem homogenen schwerfaserigen Gewebe, welches meist die pathologische Bildung von

Bindegewebe zeigt. Es bildet sich jenes contraktile Bindegewebe Carswells, welches Virchow in seiner berühmten Arbeit über Krebs zuerst als „Narbengewebe mit der Fähigkeit zur selbstständigen fortgehenden Contraction" dargestellt hat. Was uns zu dieser Annahme berechtigt, ist die Erfahrung, daß pathologisch gebildetes Bindegewebe meist diese Charaktere zeigt, daß Alles, was wir über die anatomischen Veränderungen rheumatisch afficirter Gewebe wissen, nicht für die Bildung von faserzelligem Bindegewebe spricht, und endlich daß die Erscheinungen der Contracturen und Verwachsungen nur dadurch ihre Erklärung erhalten. Wir haben Grund, diese Organisation des Exsudates auch für die rheumatische Entzündung der Eingeweide, namentlich des Herzens, anzunehmen. Wir müssen hier aber eine andere Frage aufwerfen, die uns durch seltene, aber von großen Pathologen constatirte Fälle aufgedrängt wird. Es kommen Fälle von rheumatischer Endo- und Pericarditis vor, die unter den rapidesten Erscheinungen mit schnellem Tode endigen, bei denen aber die Obduction keine sichtbaren Spuren eines Exsudates, einer Gewebsveränderung in Folge eines Exsudates, ja nicht einmal eine der Heftigkeit der Symptome entsprechende Injection der serösen und fibrösen Membranen des Herzens zeigt. Einen solchen Fall theilt Andral mit (Medical Clinic. Vol. I. 2d. ed. 1829.) und sagt über diesen Fall: „Die rheumatische Metastase führt nicht immer Pericarditis, Pleuritis und Pneumonie im Gefolge. Die vorherrschende Erscheinung in mehr als Einem dieser Fälle ist eine Funktionsstörung, welche ernsterer Natur zu sein scheint, als die Gewebsveränderung. Dieselbe Ursache, welche an demselben Tage einen Schmerz in zehn verschiedenen Gelenken erzeugen kann, welche ebenso rasch zu ihrem normalen Zustande zurückkehren, als sie von der Krankheit befallen waren, dieselbe Ursache, sage ich, kann eben so, wenn ihre Wirkungen einen inneren Theil betreffen, hier 1) eine einfache Modification der dynamischen Thätigkeit, 2) eine organische Störung erzeugen. Diese letzte ist aber nur eine Folge der ersten und seltener, denn diese." Daß eine Gewebsveränderung durch Rheumatismus erzeugt werden kann, welche in inneren Organen selbst den Tod herbeiführt, haben wir an dem oben beschriebenen Falle von der Verschließung der Gallenausführungsgänge gesehen, daß aber tödtliche Funktionsstörungen durch solche Anfälle entstehen können, welche blos „dynamische", also doch nur durch die Nerven vermittelte seien, dafür läßt sich kein positiver Beweis bringen; es ist aber auch nicht einmal wahrscheinlich. Eine Gewebsveränderung kann hier allerdings nur durch ein Exsudat und dessen Organisation entstehen. Wenn wir nach heftigen Rheumatismen in den Eingeweiden Nichts davon vorfinden, so beweist dies gewiß, daß eine Funktionsstörung, die selbst tödlich wird, durch Rheumatismus erzeugt werden kann, auch ohne vorhandenes Exsudat. Es ist aber eine andere Frage, ob nicht durch eine plötzliche active Hyperämie, wie wir sie bei den Augen- und Halsentzündungen geschildert haben, wie wir sie bei den rasch umherziehenden Rheumatismen als transitorische Hyperämie annehmen, eine solche ernstliche Funktionsstörung im Herzen oder in den Lungen erzeugen könne, ohne daß wir in der Leiche etwas vorfinden. Wenigstens habe ich rheumatische Halsentzündungen ohne Eiterbildung, ohne specifische Sekretion auf den Schleimhäuten plötzlich auftreten und wieder verschwinden gesehen, und doch war während der Dauer derselben die Funktion der Sprache und des Schlingens fast vollständig aufgehoben. Ich habe rheumatische Entzündungen im Auge beobachtet, wo zuweilen im Verlaufe einiger Stunden die Augen lebhaft roth injicirt und dann wieder weiß wurden, in der Weise, wie ich es oben beschrieben habe, und während der Exacerbation die Sehfunktion bedeutend gestört war. Eine plötzliche bedeutende Ueberfüllung der Blutgefäße, welche das Herz und dessen fibröse Membranen ernähren, muß nothwendig eine Funktionsstörung des Herzens von der heftigsten Art mit sich führen, muß ähnlich einer Apoplexie wirken, und eine Lähmung der Herzthätigkeit durch Druck verursachen. Wo wir keinen Aufschluß durch anatomische Thatsachen erhalten können, sind wir berechtigt, solche Schlüsse aus ähnlichen Vorgängen in anderen Organen zu deduciren. Ein Fall, den Bouillaud in seinem Werke über akuten Gelenkrheumatismus mittheilt, scheint in der That für unsere Annahme zu sprechen, wenn auch das dabei wahrgenommene fortdauernde Reibungsgeräusch auf ein geringes Exsudat schließen läßt. Wir wollen diesen Fall (No. 13.) näher betrachten.

„Eine Frau, 49 Jahre alt, kam in das Hospital mit allen Zeichen einer bedenklichen organischen Krankheit des Herzens in Folge eines akuten Gelenkrheumatismus, wegen dessen sie fünf Monate vorher im Hôtel Dieu drei Monate lang war. Sie wurde mit Bädern behandelt — kein einziger Aderlaß. Es ist ein doppeltes Blasebalggeräusch in der Präcordialgegend, dessen größte Heftigkeit den linken Orificien entspricht. Dieses Geräusch maskirt vollständig den Klappenschlag, es ist begleitet von einem ausgesprochenen Gurren und Zittern. Die Herzschläge sind rasch, tumultuarisch, intermittirend, unregelmäßig und von einer größeren Ausdehnung als im normalen Zustande. Der Puls 140, klein, unregelmäßig, aussetzend; die Jugularvenen angeschwollen, das Gesicht blau und livide; Keuchen; Anasarca. Diagnose: Hypertrophie des Herzens in Folge einer rheumatischen Endocarditis, endigend mit Verdickung und Verhärtung der Klappen. Außer der übrigen Behandlung (mit Aderlässen): Digitalis, ein strenges Regime, ein diuretischer Thee; das Keuchen wurde geringer, der Puls wurde regelmäßig und voll, und fiel bis auf 68. Das Anasarca wurde vertheilt, und die Herzschläge waren blos begleitet von einem doppelten trockenen, dem Aneinanderreiben von ziemlich grobem Pergamente ähnlichen Geräusche. Rheumatische Schmerzen kamen in die Schultern ohne Anschwellung und Röthe. Sie genießt viertel Kost, und ist im Uebrigen erträglich wohl. Aber es ist auch gewiß, daß die kleinste Bewegung alle ihre Leiden wieder erzeugen kann."

Es ist mir auffallend gewesen, daß Bouillaud in seiner Hitze, überall Endocarditis und Pericarditis bei Rheumatismus zu finden, nicht durch diesen von ihm selbst mitgetheilten Fall auf die wahre Natur dieser Entzündungen aufmerksam gemacht wurde. Wenn man den obigen Fall unbefangen beurtheilt, kann man dann etwas Anderes darin sehen, als eben das Gesetz des Rheumatismus überall hin, also auch nach dem Herzen zu wandern, besonders da es mit fibrösen und serösen Membranen bekleidet ist? Er kann es eine Herzentzündung nennen; hatte er aber ein Recht, eine wirkliche Hypertrophie anzunehmen? Konnte er erwarten, die Symptome dieser Hypertrophie mit ein paar Aderlässen und etwas Digitalis verschwinden zu machen? Wenn aber dennoch Symptome einer

Hypertrophie vorhanden waren, so ist dies eben ein Zeichen, daß es nur eine uneigentliche, eine *transitorische* Hypertrophie, oder besser, eine *aktive transitorische Hyperämie* gewesen ist, wie wir sie für viele rheumatische Exacerbationen als eigenthümlich behaupten. Wir können *Bouillaud* nicht zugeben, daß der Rheumatismus eine besondere, auf dem Gesetze seines Verlaufes beruhende Beziehung zum Herzen habe. Bei der außerordentlichen Menge von rheumatischen Fällen der heftigsten Art, die ich in Behandlung hatte, sind mir nur zwei Fälle vorgekommen, wo in dem einen wirkliche Endo- und Pericarditis, in dem anderen starke, aber bald verschwindende Palpitationen und Blasebalggeräusche vorhanden waren. *Bouillaud* könnte freilich einwenden, was er *Chomel* eingewendet, der 49 Fälle von akutem Gelenkrheumatismus mitgetheilt, wo sich keine Pericarditis vorfand: „man findet nicht, was man nicht sucht", aber man kann ihm sans phrase entgegnen: „man findet allzuleicht, was man als petitio principii sucht, wenn es auch nicht vorhanden ist". Eine Herzentzündung ist in der That keine so gleichgiltige Krankheit, daß ein Arzt, einmal aufmerksam gemacht auf bestimmte Bedingungen ihres Vorkommens, so wenig Acht auf die Symptome derselben haben sollte. Es ist aber ein gefährliches Princip der Diagnostik, die leiseste Irregularität in der Funktion eines Organes gleich zur Diagnose einer importanten Krankheit zu benutzen, bei jedem Herzklopfen und bei vorübergehendem Aftergeräusch gleich eine Herzentzündung anzunehmen. Wir sind vielmehr geneigt, den Vorgang anzunehmen, wie wir ihn auch in anderen von Rheumatismus befallenen Organen finden: eine plötzliche active Hyperämie, keine wirkliche Hypertrophie, Störung der Funktion des Herzens durch die mechanische Wirkung der Blutüberfüllung, nicht durch organische Veränderung der Membranen — ein geringes Exsudat auf dem Endocardium. Wir müssen unserer Erfahrung nach darauf beharren: *Die Metastasen des Rheumatismus lassen kein Gesetz besonderer Beziehung zu bestimmten Organen, eher zu bestimmten Geweben zu, und treten bald in den Eingeweiden, bald in den äußeren Bedeckungen auf, ohne daß wir immer eine Ursache dieses Aufretens finden können.* Das Einzige, was ich häufig beobachtet habe, ist die Erscheinung, daß die rheumatischen Schmerzen gerne da auftreten, und sich sogar fixiren, wo ein heftiger oder dauernder Reiz stattfindet; so bei Frauen, welche vor der Geburt an rheumatischen Schmerzen gelitten haben, in der Gebärmutter zur Zeit der Geburt, bei starken Fußgängern in den Füßen, bei Schneidern in den Fingern, bei Sängern im Halse u. s. f. Es scheint uns aber viel wichtiger, daß Buillaud darauf aufmerksam gemacht hat, daß viele organische Herzkrankheiten, die man früher genuinen Entzündungen zuschrieb, eine Folge von Rheumatismus sind. Rheumatismus ist hier im Norden Amerika's eine allgemeine Climakrankheit; organische Herzkrankheiten sind so selten, wie in Europa; wir wollen aber gerne zugeben, daß die meisten Fälle, welche vorkommen, als Folge rheumatischer Entzündung gelten können. In der That zeigt das wenige anatomische Material, was uns über den Beginn dieser organischen Veränderungen im Herzen von Bouillaud vorliegt, eine ähnliche Organisation des Exsudates, wie sie bei rheumatischen Gelenkentzündungen vorkommt. Im Falle 11. fand Bouillaud bei der Obduction: „Eine milchige Färbung der äußeren Oberfläche des rechten Herzohres, die Tricuspidalklappe fühlbar verdickt an ihrem freien Rande; eine weiße seröse und leicht abzuhebende Schicht, zufällig entwickelt an der Lungenparthie des rechten Vertrikels; einige gelbe Punkte auf den Bicuspidal- und Aortaklappen; diese waren etwas verdickt, aber wohl geformt; die Orificien des Heszens frei; eine leichte Contraction der Ventrikeln, vorzüglich des linken, dessen Seiten zehn bis acht Linien Dicke zeigten; alte Adhäsionen in der Brust". Als weitere Veränderungen in den serofibrösen Häuten des Herzens werden genannt: „Verdickung, Verhärtung, Vegetationen an den Klappen, Difformitäten und Obliterationen der Klappen, Contracturen der Orificien, Dilatation der Höhlen, Hypertrophie der Muskelsubstanz". Wenn auch hier eine fortgehende Contraction des rheumatischen Exsudates stattfindet, so erklären sich dadurch leicht die Contracturen, Erweiterungen und übrigen Störungen des Apparates der Höhlen und Klappen des Herzens aus der Contraction einerseits, und andrerseits aus der Ausdehnung, die durch diese Contraction in der Umgebung nothwendig ausgeübt wird, so wie aus den mechanischen Wirkungen des Stoßes des Blutsäule, welcher die durch Verdickung und Contraction insufficient gewordenen Wände und Klappen keinen adäquaten elastischen Widerstand mehr leisten, wodurch nothwendig Erweiterungen des Herzens mit deren Folgen entstehen müssen. Fassen wir diese organischen Veränderungen des Herzens, die pleuritischen, festen Exsudate, jene Verwachsungen, wie wir sie an der Gallenblase beobachtet haben u. s. w. zusammen, so läßt sich auch für die Eingeweide vorläufig als wahrscheinlich folgende Charakteristik des rheumatischen Exsudates geben: Es ist eine vorherrschende Disposition des rheumatischen Exsudates, die Organisation zu pathologischem homogenen Bindegewebe mit dauernder Contraktion einzugehen. Wenn künftige Forschungen diese Annahme durch weitere Beobachtungen bestätigen, so wäre in dem Erfolge meiner Behandlung eine glänzende Aussicht für die Verhütung unheilbarer organischer Veränderungen durch die zeitig eingeleitete antirheumatische Cur gegeben.

Ueber die Entzündungserscheinungen und die Fortbildung des Exsudates in den fibrösen Gebilden haben wir bereits gesprochen. Zu den fibrösen Gebilden gehört aber auch die Beinhaut. Es werden hier dieselben Phänomene der Entzündung angeführt: „streifige Injection, Infiltration einer graulichen, gelblichen, gallertartigen erstarrenden Flüssigkeit — Verlust der faserigen Struktur — leichte Zerreißlichkeit — Verdickung". Wird diese Entzündung chronisch, wie wir es bei Rheumatismus, der keiner Behandlung unterworfen wird, immer annehmen müssen, so „erscheint die Beinhaut zu einer mehrere Linien dicken, in ihrem Gewebe sehr dichten, lederartigen, zähen, oder eine faserknorpelähnliche Resistenz darbietenden, weißlichen Schicht verwandelt, welche dem Knochen fest anhängt und mit demselben verwachsen scheint" (Rokitansky). Weiterhin entsteht wirkiche Verknöcherung, Osteophytbildung, die Rokitansky beschreibt als „Verknöcherung von Exsudaten der Beinhaut, der harten Hirnhaut auf deren dem Knochen zugewandten Flächen in Form ausgebreiteter dünner Schichten oder begrenzter dicker Platten und unförmlicher, dicker Massen, die meist alsbald in organischen Zusammenhang mit dem anstoßenden Knochen treten". Die weiteren Verbildungen, die als Osteophytbildung, Knochenwucherungen bekannt sind, treffen bei Rheumatischen, besonders im höheren Alter mit anderen Veränderungen der Knochen zusammen, welche nicht mit Bestimmtheit aus den Veränderungen eines rheumatischen Exsudates und dessen Wirkungen deducirt werden können. Dahin gehört die Erweiterung der Gelenkpfannen, der pilzförmige, abgeplattete Gelenkkopf, die Politur der ihres Knorpels beraubten Gelenkflächen durch Reibung, die knorrige Mißgestaltung ganzer Knochen, namentlich der Fingerknochen u. s. w. Die doppelte Erscheinung von Atrophie des Knochengewebes einerseits und der Knochenwucherung andererseits scheint aber, wenn auch nicht dem Rheumatismus allein angehörig, doch stets von der Beinhaut und der daselbst entstehenden Osteophytbildung auszugehen. Virchow hat diese Erscheinung der Atrophie und der Knochenwucherung als Ernährungsanomalieen dargestellt. Die Objekte der Osteophytbildung habe ich bei Virchow's Untersuchungen großentheils selbst gesehen, und halte es für unsere Betrachtungen für nützlich, die ganze Stelle mitzutheilen, welche sich über Knochenneubildung in Virchow's und Reinhardt's Archiv für pathologische Anatomie und Physiologie Band 1. Heft 1. S. 136 vorfindet. „Sehr bestimmt läßt sich eine direkte Ossification von Bindesubstanz ohne vorgängige Knorpelbildung an den der inneren Schädeltafel aufgelagerten Osteophytbildungen, wie sie auch bei Männern außerordentlich häufig vorkommen, studiren. Zuweilen findet man an diesem Orte, besonders nach dem Laufe der großen Blutleiter, feine, kaum bemerkbare, faserstoffige Exsudate, welche sich, wie es scheint, sehr frühzeitig organisiren, wenigstens in den meisten Fällen, wo sie zur Beobachtung kommen, schon organisirt haben. In einer sehr dünnen, entweder aus unreifem Bindegewebe (geschwänzten Körpern) oder aus einer scheinbar homogenen kaum faserungsfähigen Bindesubstanz mit zahlreichen, parallel geordneten, ovalen Kernen bestehenden Grundmasse sieht man sehr zahlreiche, vielfach untereinander communicirende, neugebildete Gefäße (colossale Haargefäße, E. H. Weber), welche bei dem Abziehen der zarten Schicht von dem Knochen leicht zerreißen. In tieferen Lagen zeigt sich gewöhnlich sehr bald eine vollkommen homogene Bindesubstanz, die sich oft gar nicht mehr fasern läßt, und in der auch durch Behandlung mit Essigsäure nur selten Kerne sichtbar gemacht werden können, die aber immer ziemlich große Lücken für den Durchtritt der Gefäße hat.

Diese Lücken werden später zu Markkanälchen, während die homogene Substanz sich mit Kalksalzen füllt. An den Rändern ist diese kalkhaltige, durch Salzsäure durchsichtiger werdende Bindesubstanz vollkommen gleichmäßig; nächstdem kommen Stellen, wo man zuweilen helle, etwas unregelmäßige und eckige Zeichnungen, wie Lücken in der Substanz bemerkt; erst weiter dem Centrum zu erscheinen allmählig dunkle, bald mit kleinen gewundenen Strahlen besetzte ovale oder rundliche Körperchen — die Knochenkörperchen." Ich habe absichtlich die ganze Stelle beigebracht, weil sie eine schöne und mit der klaren Darstellungsgabe dieses großen Beobachters ausgeführte Beschreibung von Knochenneubildung aus Bindesubstanz giebt. — Es liegt gewiß nicht ferne, die Knochenwucherung bei Gicht in den Gelenken auf einen ähnlichen, vielleicht den gleichen Proceß zurückzuführen; und vielleicht haben Pathologen, welche sich in der nöthigen Muße und im Reichthume des wissenschaftlichen Materials befinden, Gelegenheit diese Beobachtungen anzustellen. Während bei Entzündung in den Knochen hauptsächlich Exsudate, welche die eiterige Metamorphose eingehen, gefunden werden, und oft wirkliche Resorption der Knochen beobachtet wird, so sehen wir bei der rheumatischen Knochenentzündung Osteophytbildung, wahre Verknöcherung der Exsudate. Auch Rokitansky hält wirkliche Eiterheerde in den Knochen für den Ausgang tuberkulöser Processe, und läugnet sie für den Rheumatismus;*) er verneint ferner eine rheumatische Entzündung der Knochensubstanz, und will diese nur für die Beinhaut gelten lassen. Er spricht aber weiter von „dem schmerzhaften Processe, der durch die Osteophytbildung im Knochen entsteht", „der ohne Zweifel in einer entzündlichen Osteoporose mit Anschwellung

*) Auch hier drängt sich uns wieder die Frage auf: ist es die Reichhaltigkeit des Exsudates an Faserstoff, oder seine Trockenheit, oder sind es andere Bedingungen, welche die Organisation des Exsudates zu Eiter hindern. Gegen die erste Annahme spräche die weiße Hepatisation in den Lungen, wo ein trockenes, äußerst hartes Exsudat in reichlicher Menge gefunden wird. Andral nimmt so gut eine Pneumonie, als eine Pleuritis als Folge rheumatischer Metastase an. (Wir glauben in der That bei Rheumatismus den Ausdruck „Metastase" gerechtfertigt). Nun finden sich bei der weißen Hepatisation Eiterbildungen und kleine Abscesse mit unverletztem Lungengewebe und Eiterbildungen, bei welchen das Lungen-

und Weichsein des Knochens besteht, der die nach Form und chemischer Zusammensetzung ausgezeichneten Knochenexsudate in die Umgebung und in das Gewebe setzt". Rokitansky faßt also die „entzündliche Porose des Knochens" als Ursache der Osteophytbildung auf. Wir sind vielmehr geneigt, die Osteophytbildung als verknöcherndes Exsudat der Beinhaut zu halten, als eines fibrösen Gewebes und des vorzüglichsten Sitzes der rheumatischen Entzündung. Was aber die „entzündliche Osteoporose" betrifft, eher den umgekehrten Verlauf anzunehmen. Wir haben bei Erwähnung der Eiterheerde, die sich bei rheumatischer Entzündung der fibrösen Häute in dem umgebenden Zellgewebe finden, schon erwähnt, daß wir diese für Ausgänge secundärer Entzündungen halten; und so sind wir auch hier geneigt, diese „entzündliche Porose" für eine secundäre Entzündung zu halten, welche durch die Verdickung und Verknöcherung der Beinhaut und durch die Osteophytbildung entsteht, aber nicht umgekehrt. Wenn das rheumatische Exsudat bei seiner Organisation zu Bindegewebe die Eigenschaft erhält, sich dauernd zu contrahiren, so muß nothwendig dadurch im umgebenden Gewebe eine Zerrung und Dehnung, und damit eine idiopathische Entzündung entstehen. Im Zellgewebe wird diese leicht den Ausgang in Eiterung, selten in Verhärtung nehmen; am Knochen kann sie denselben Ausgang haben. Wir finden bei der Obduction gichtischer Gelenke Eitererguß in den Synovialhöhlen; aber meist sind nur die Knorpel zerstört, während die Knochensubstanz jene von Rokitansky beschriebene entzündliche Porose zeigt. Da Rokitansky nicht endgültig darüber entscheidet, so erscheint mir die obige als natürlichere Erklärung, zumal da Rokitansky selbst darauf hinweist,

gewebe selbst zerstört ist. „Telle sorte, qu'après que la pression en a fait sortir le pus, on ne retrouve plus, que des mailles très larges, qui contenaient le pus." Sollte vielleicht auch hier die Unfähigkeit des rheumatischen Exsudates, spontan in Eiter überzugehen, als Gesetz sich bestätigen, und jene Eiterbildungen, welche das Gewebe der Lungen zerstören, nur durch consecutive Entzündung entstanden sein? Und sollte man mit Recht solche Pneumonieen mit zerstörtem Lungengewebe und die Pleuresieen mit adhärirenden Exsudaten für rheumatische halten können? Wir können diese Fragen vorläufig nur aufwerfen, ohne zu ihrer Lösung etwas beizutragen.

daß bei rheumatischen Knochendifformitäten der Proceß stets in der Beinhaut seinen Ausgang habe, und diese dabei fest mit dem Knochen verwachse. Eine solche Verwachsung können wir uns nicht ohne Spannung und Dehnung der angrenzenden Theile denken, eine Folge des sich contrahirenden zwischen Beinhaut und Knochen ergossenen und zu Bindegewebe organisirten Exsudates. Wird aber diese Dehnung zugegeben, so muß diese nothwendig in dem Knochen, als einem mehr unnachgiebigen Körper, eine einseitige Dehnung der Substanz sein, und damit Entzündung erzeugen. Im nachgiebigen Zellgewebe dagegen scheint diese Dehnung nicht immer stark genug zu sein, um eine solche Entzündung häufig zu erzeugen. Ich habe bei den außerordentlich vielen rheumatischen Kranken, deren sich täglich mehr einfinden, nie Abscesse beobachtet, selbst wo starke Geschwulst zugegen war; wenn hier Eiterheerde vorhanden gewesen, so war meine Behandlung gewiß geeignet, diese zum Durchbruch zu bringen.

Eine weitere Frage wäre aber diejenige, ob jene entzündliche Porose und jenes Weichsein der Knochen nicht vielleicht die Knochensubstanz zur Resorption fähig mache, und so die Ernährungsanomalieen, die sich nach der doppelten Seite der Knochenwucherung und Knochenauffsaugung darstellen, erkläre. Es ist dies eine Hypothese, auf die wir wegen Mangel jeglicher Begründung keinen weiteren Werth legen, die aber vielleicht zu Untersuchungen anregen kann.

Ehe wir diese Betrachtungen verlassen und zur Behandlung übergehen, wollen wir noch einige accidentielle Erörterungen beifügen.

Andral ist geneigt, in der rheumatischen Entzündung eine höhere Oxydation des Blutes in Folge der Einwirkung der Luft auf die Haut anzunehmen, und macht bei dieser Gelegenheit auf die Eigenschaften der Haut aufmerksam, einen Athmungsproceß gleich dem der Lunge, wenn auch in geringerem Grade, zu vermitteln. Wir glauben, daß Andral hiebei jedenfalls die Einwirkung einer kalten und sauerstoffreichen Zugluft im Auge gehabt, und haben früher schon erwähnt, daß diese im Verhältnisse zur ruhigen Luft, gleich der Löthrohrflamme im Verhältnisse zur ruhigen Flamme, einzuwirken scheine. Wenn der Körper transpirirt, und die Poren der Haut geöffnet sind, so mag eine kalte Zugluft eine tiefere Einwirkung auf das Gewebe, und vielleicht die einer höheren Oxydation des Blutes ausüben; von einem Aufenthalt aber in warmer Luft mit unbedecktem Körper, von einem eigentlichen Luftbade, wie es Jeder beim Baden im Freien genießt, kann man gewiß keine höhere Oxydation des Blutes erwarten. Was etwa Andral zu dieser Hypothese veranlaßt hat, ist das empfindliche Verhalten aller Rheumatiker gegen die Einwirkung der Luft, ferner die Erfahrung, daß rheumatische Kranke durch das Tragen von Wachstaffent und den dadurch bewirkten Abschluß der Luft große Linderung ihrer Schmerzen empfinden, wenn sie auch fühlen, daß ihr Rheumatismus noch nicht geheilt ist.

Eine weitere Betrachtung, die wir noch anschließen wollen, ist die über die Complikation des Rheumatismus mit einem eigenthümlichen, intermittirenden, schleichenden Fieber, wie ich es hier in Baltimore in meiner Praxis häufig beobachtet habe. Die Kranken hatten sich fast alle längere Zeit hindurch der kalten Luft in ruhiger Stellung ausgesetzt, durch Sitzen oder Stehen auf dem Markte bei kaltem Wetter, oder längeren Aufenthalt in ungeheizten Zimmern zur Winterzeit. Die langsame Entziehung der Körperwärme ohne entsprechende Vermehrung derselben durch Bewegung scheint hier eine ähnliche Disposition der Nerven und des Blutes, wie bei Intermittens zu erzeugen, während andere Erscheinungen, die zuweilen, aber nicht immer damit verbunden sind, wie Lockerung und Aphthen des Zahnfleisches auf einen skorbutähnlichen Zustand schließen lassen. Ich konnte dies intermittirende Fieber mit streng zweitägigem Typus oft lange verfolgen, ehe rheumatische Schmerzen auftraten. Diese traten in der Regel ein, wenn eine direkte, den Kranken bewußte Erkältung durch Zugluft statthatte. Diese Rheumatismen fand ich im Allgemeinen nicht so hartnäckig. Es hat diese Complikation manche amerikanische Aerzte verleitet, eine intermittente Form des Rheumatismus anzunehmen, ja weiter Rheumatismus und Intermittens in Eine Kategorie zu bringen, und folgerecht Chinin und Eisen gegen Rheumatismus zu geben. Ich kann diese Ansicht nicht theilen. Ich habe diese Fälle einer strengen Prüfung unterworfen, und stets gefunden, daß die rheumatischen Exacerbationen in gar keinem Verhältnisse zu den stillen Paroxysmen dieses intermittirenden Fiebers standen, daß diese regelmäßig alle zwei Tage eintraten, daß jene ganz von den Witterungsveränderungen abhängig waren, kurz daß die Symptomenreihen beider Krankheiten, wie zwei Ströme verschiedenen Wassers, unvermischt neben einander herliefen. Ich habe in den bedenklichsten Fällen, wo das intermittirende Fieber, das in der Regel sehr hartnäckig, wiewohl ohne heftige Zufälle ist, das zuweilen mit sehr übelriechenden Aphthen im Munde, völliger Apetitlosigkeit, weißer aber reiner Zunge und einer erschreckenden Schwäche verbunden ist, einen tödtlichen Ausgang drohte, wo zwischen dieser Windstille aller Lebenserscheinungen plötzlich ein stürmischer Anfall von rheumatischen Schmerzen in irgend einem Theile des Körpers auftrat; ich habe, sage ich, mich in solchen Fällen stets von der lavirenden doppelten Behandlung mit Dampfbädern und Jodeinreibungen einerseits und großen Gaben Chinin mit Rheum und Brechnuß andererseits überraschender Erfolge erfreut. — Ferner sind noch zwei Uebel hier in Amerika sehr häufig, welche in der Regel verkannt werden, und unzweifelhaft rheumatischer Natur sind. Es ist dies ein hartnäckiger Zahnschmerz, wobei häufig die Schmerzen über eine ganze Seite des Gesichts verbreitet sind. Die Schleimhaut an den Zähnen zeigt hiebei dasselbe Verhalten, wie wir es bei der rheumatischen Halsentzündung beschrieben haben. Ich habe Frauen gesprochen (es scheinen vorherrschend Frauen daran zu leiden), welche, durch die Schmerzen getrieben, sich mehrere Zähne haben ausziehen lassen, da sie diesen die Schuld der Schmerzen beimaßen, und hierauf natürlich nur noch ärgere Schmerzen bekamen.

Ein zweites Uebel, das bei Frauen vorkommt, sind Schmerzen und Schwäche im Kreuz und in der Gebärmutter. Die Schmerzen sind oft nur vorübergehend, nicht immer sehr heftig (latenter Rheumatismus); die Schwäche ist in der Regel constant. Sind Frauen damit behaftet, so klagen sie gewöhnlich über „Mutterschwäche"; sie haben das Gefühl, als ob die Gebärmutter immer herabfallen wolle, werden leicht ermüdet, kurz haben alle Symptome einer Insuffizienz der motorischen unteren Rückenmarksnerven; außerdem häufige Schmerzen im Kreuz und im Leibe, die mit Veränderungen des Wetters zusammenhängen. Ich habe solche Frauen geheilt, welche von tüchtigen Aerzten jahrelang ohne Erfolg behandelt waren, und schreibe dies blos dem zu, daß diese die Cur nicht mit einer antirheumatischen Behandlung begonnen hatten.

Der Rheumatismus stellt sich also nach unseren Erfahrungen und Betrachtungen theils als akute, meist aber als chronische Entzündung dar, welcher durch Unterdrückung oder Alienirung der Hauttranspiration in intensiverem Grade ein besonderer Charakter aufgeprägt wird, hat meist eine lokale, durch kalte Zugluft, welche bei stärkerer Transpiration des Körpers auf einen entblößten Theil der Haut trifft, zuweilen eine durch allgemeine Erkältung bewirkte Entstehung. Er erzeugt nicht, wie andere Entzündungen, eine blos vorübergehende, sondern eine bleibende Disposition des Blutes zu vermehrter Faserstoffbildung, zur Absetzung von Salzen, Harnsäure und organischen Materien in den Geweben, und zu recidivirenden activen Hyperämieen, welche ohne bestimmte Beziehung zu besonderen Organen vorzüglich die fibrösen und serösen Gewebe in allen Organen betreffen, häufig ihren Sitz wechseln, wieder vorübergehen, bei raschem Witterungswechsel wiederkehren, und endlich früher oder später ein faserstoffiges gerinnendes Exsudat setzen, das die Organisation in Bindegewebe mit fortschreitender Contraktion einerseits und andererseits mit Verkalkung und wirklicher Verknöcherung eingeht, und Harnsäure, Salze und organische Stoffe, wie es scheint, in Folge von Zurückhaltung von Stoffen der Hautausdünstung in sich schließt. Die Geburtsstätte des Rheumatismus ist die Haut; sein Substrat das Blut; sein Sitz die fibrösen und serösen Häute; aber die Veränderungen, welche er in allen diesen Geweben erzeugt, bleiben fortdauernde Faktoren seiner Erscheinungen.

Behandlung. Man könnte ein voluminöses Handbuch der Materia medica schreiben, wollte man alle gegen Rheumatismus gepriesenen Mittel herbeiziehen, und ihre Wirkungen beurtheilen. Wir sind nicht geneigt, diese traurige Revüe ohnmächtiger Truppen anzustellen, und wollen bloß die gebräuchlichsten Curmethoden, welche sich bei dem unverkennbaren Streben der neueren Zeit, die Therapeutik zu vereinfachen, erhalten haben, anführen. In Deutschland sind, außer einer schlechtweg antiphlogistischen Methode, das Colchicum, die flüchtigen Linimente und die Vesicatorien am gebräuchlichsten. Bouillaud und Andere leugnen entschieden die Wirkung des Colchicums; wieder Andere preisen es als Specificum. Es ist ein rein empirisches Mittel, und wir wissen wenig mehr von demselben, als daß es den Puls verlangsamt, und eine scharfreizende Wirkung auf die Magenschleimhaut ausübt, die in größeren Dosen bis zur Entzündung und Gewebszerstörung führt. Ich habe das Colchicum öfter mit Erfolg gegen Merkurialdyskrasie, namentlich bei merkuriellem Skorbut angewandt, und dabei folgende eigenthümliche Erscheinungen beobachtet. Die Kranken bekamen nach dem Gebrauch desselben Würgen und Drücken im Magen und leichte Congestionen nach dem Kopfe; ich gab dann ein Brechmittel, worauf die Kranken eine Menge milchiger und fetziger Schleimmassen ausbrachen. Fast immer nach dieser Cur verschwand die merkurielle Stomatitis fast ganz. Eine Frau, welche Calomel in großer Menge bis zu blutigen Salivationen bekommen hatte, und ein ganzes Jahr, von verschiedenen Aerzten behandelt, an den heftigsten Krämpfen und Knochenschmerzen darnieder gelegen war, heilte ich durch diese Behandlung in vierzehn Tagen. Ich ließ die Tinctura Sem. Colch. zu zwanzig Tropfen dreimal täglich gebrauchen, und so oft sich jene Magenerscheinungen zeigten, ein Brechmittel nehmen. Die Kranke hat nur drei Brechmittel genommen, und war von allen ihren Leiden vollständig geheilt. Bei Rheumatismus habe ich nur dann eine prompte Wirkung gesehen, wenn er in Muskelpartieen herrschte, und mobil war. Es ist in keinem Falle rathsam, das Colchicum längere Zeit hindurch zu geben, da es die Magenschleimhaut stark angreift. Die äußeren Reizmittel haben nur eine augenblicklich lindernde, aber keine dauernde Wirkung.

Eine Heilmethode, die sich hieran schließt und namentlich von Häuser in Marburg empfohlen wird, ist diejenige, daß der Kranke alle drei Tage ein Brechmittel von Brechweinstein und in der Zwischenzeit die Tinktur von Colchicum erhält. Die Wirkung der Brechmittel, als kräftig resorbirender Mittel, ist noch nicht genügend mit den pathologischen Fortschritten der neueren Zeit in Verbindung gebracht, und praktisch ausgebeutet worden. Es ist kaum zu bezweifeln, daß frische Exsudate vollkommen durch Brechmittel resorbirt werden können. Ich will einige Fälle mittheilen, welche für die Behandlung ähnlicher Fälle vielleicht von Wichtigkeit werden können.

1) Ich wurde in den ersten Jahren meiner Praxis in Berlin zu einem Manne gerufen, den der Schlag getroffen hatte. Dieser Mann lag buchstäblich im Sterben; er war kalt, keine Spur von Puls, gebrochene Augen, keine Spur von Bewußtsein, und ein unverkennbares Todesröcheln. Ich öffnete ihm lege artis eine Ader, erst am rechten, dann am linken Arme mit der Lancette, jedoch ohne Erfolg; das offene Lumen der Vene lag vollkommen blutleer vor mir. Bei dieser verzweifelten Lage verband ich ihm die Adern wieder und schickte rasch nach einem starken Brechmittel von Brechweinstein. Als ich ihm dasselbe eingab, blieb es im Munde, und als ich ihm den Finger in den Hals steckte, kollerte es hinunter, wie in einer todten Röhre. Es dauerte aber keine Viertelstunde, so begann der Kranke wieder Lebenszeichen von sich zu geben; und alsbald begann ein Würgen und heftiges Erbrechen. Während dieses Vorganges war ich zu sehr mit der Beobachtung des Kranken beschäftigt, als daß ich daran gedacht hätte, die Ader wieder zu öffnen. Als er gebrochen hatte, wurde der Körper wieder warm, der Puls schlug wieder, und das Bewußtsein kehrte zurück, aber die Zunge war gelähmt. Nun entschloß ich mich, dem Kranken kein Blut zu lassen, sondern diese Behandlung mit Brechmitteln fortzusetzen; und ich hatte die Freude in ungefähr vierzehn Tagen diese apoplektische Lähmung der Zunge durch fortgesetzte Brechmittel zu beseitigen, und dem Manne seine volle Gesundheit wiederzugeben. Dieser Mann war ein Vergolder, und war so undankbar, sich nicht wieder bei mir sehen zu lassen, so daß ich selbst seinen Namen nicht als Beleg für seine merkwürdige Rettung anführen kann. Ich erinnere mich aber, daß ich diesen Fall damals Reinhardt erzählte, der nicht wenig darüber verwundert war. Ich weiß zwar wohl, daß die Anwendung von Brechmitteln bei Apoplexieen auch von Anderen, namentlich von Romberg, empfohlen worden ist, aber es ist dabei immer die Nothwendigkeit eines vorhergehenden Aderlasses behauptet worden.

2) Ein Knabe von ungefähr 9 Jahren, der Sohn eines Schneiders, Namens Kistner in Baltimore, war von einer Treppe ge-

fallen, und hatte eine leichte Hautwunde hinter dem Ohre. Ich traf ihn wie todt über den Armen seiner Mutter hängend, mit gebrochenen Augen, kaum fühlbarem Pulse, schwerem und schwachem Athem; der Körper war kalt, der Kopf heiß, gänzlicher Mangel des Bewußtseins. Diagnose: Erguß von Blut oder Blutserum im Gehirn, allgemeine apoplektische Lähmung. Ich behandelte ihn ebenfalls mit Brechmitteln von Brechweinstein, und hatte gleich nach dem ersten Brechmittel einen überraschenden Erfolg. Ich gab ihm erst täglich, dann alle zwei Tage ein Brechmittel, in der Zwischenzeit Nitrum mit Digitalis, und stellte ihn vollständig her.

3) Ein Amerikaner, zwischen 30 und 40 Jahre alt, bekam plötzlich eine sehr bedeutende Halsgeschwulst, welche den ganzen linken Hals einnahm, und über den Unterkiefer hinaufreichte; ein starker, großer, praller Puls, hochgeröthetes Gesicht, sichtbar pulsirende Carotiden, brennende Hitze der Haut, und sonst noch alle Zeichen einer vehementen Blutcongestion nach dem Kopfe. Da dieser Mann ein Säufer war, so wagte ich es nicht, einen Aderlaß zu machen (in Amerika scheint es wenig bekannt zu sein, daß es sehr gefährlich ist, Säufern zur Ader zu lassen). Ich gab dem Kranken Brechweinstein in starken Dosen. In Folge dreier Brechmittel war die Geschwulst bereits den nächsten Tag vollkommen gesunken und der Kranke hergestellt.

Der resorbirenden Kraft der Brechmittel schreibe ich auch bei Rheumatismus die Erfolge einer Brechmittelcur zu, während sie, was hiebei von gleicher Wichtigkeit ist, zugleich die Wirkung hat, eine kräftige Transpiration zu erzeugen. Wo wir hingegen, wie bei heftigeren und älteren Fällen, mit einem Exsudat von fibrinöser und festgewordener Beschaffenheit zu thun haben, oder mit einem Exsudat, das schon die Organisation zu Bindegewebe eingegangen ist, möchte diese Cur nur die augenblicklichen Erfolge haben, deren sich andere Curen auch rühmen können.

Diejenige Cur, welche in der neueren Zeit am meisten Anhänger, namentlich in Amerika, gefunden hat, ist die französische des Aderlassens „coup sur coup“, namentlich von Bouillaud als radikal empfohlen. Sie besteht in fortgesetzten Aderlässen, wobei dem Kranken im Ganzen 2 bis 3 — 4 bis 5 — 5 bis 8 Pfund Blut gelassen wird. Es ist kein Zweifel, daß der Nutzen des Aderlassens in neuerer Zeit mehr und mehr problematisch befunden wird. Wir erinnern nur daran, daß bei Pneumonieen, wo das Aderlassen am längsten festgehalten wurde, diejenigen Fälle, wo nicht zur Ader gelassen wurde, einen statistisch nachgewiesenen besseren Erfolg gehabt haben. Jedenfalls wird die Erreichung des vorgegebenen Zweckes, den Faserstoff-Gehalt des Blutes durch den Aderlaß zu vermindern, durch die neueren Untersuchungen nicht bestätigt. Zimmermann kommt nach Prüfung aller Veränderungen, die durch den Aderlaß im Blute bewirkt werden, zu dem Resultate, daß sich über die Zu- und Abnahme der festen Bestandtheile nichts Bestimmtes aufstellen lasse, daß in der Regel nur eine Verminderung einzelner fester Bestandtheile, am häufigsten der Blutkörperchen, dann des Eiweißes und des festen Serumrückstandes, am seltensten des Faserstoffes, stattfinde. Die Verminderung der rothen Blutkörperchen durch fortgesetzte Aderlässe ist die einzige von Allen zugegebene Thatsache; eine ebenso sichere Thatsache ist aber die Erzeugung von allgemeiner Wassersucht durch den Mißbrauch der Aderlässe. Wir haben schon darauf aufmerksam gemacht, daß mit der Faserstoffvermehrung des Blutes gewöhnlich eine Abnahme der rothen Blutkörperchen beobachtet wird. Dieser Zustand wird in gleicher Weise vermehrt durch Entzündung und Absetzung faserstoffiger Exsudate in Folge eines unverkennbaren Einflusses des deponirten Exsudates auf die Blutmischung, durch Schwangerschaft und durch häufige Aderlässe. Ein Zustand der Anämie: Vermehrung des Faserstoffes im Verhältniß zum Hämatin, Vermehrung der weißen Blutkörperchen, Abnahme des Eiweißes im Serum, größerer Wassergehalt des Blutes; ein solcher Zustand wäre also eben sowohl die Folge von mehreren Aderlässen als von rheumatischer Entzündung, von rheumatischen Exsudaten. In der That habe ich bei einigermaßen länger andauernden und intensiveren Rheumatismen immer einen Zustand von Anämie bis zur Erscheinung von hydropischen Exsudaten gefunden. Dies wäre also Grund genug, die Aderlässe „coup sur coup" als irrationell zu verbannen, da sie einen krankhaften Zustand oder eine Entwickelungskrankheit des Blutes, wie sie durch die rheumatische Entzündung und das Austreten des rheumatischen Exsudates ohnedies im Blute des Kranken erzeugt wird, nur noch vermehren und die Kranken in die Gefahr bringen, aus der Scylla des Rheumatismus in die Charybdis der Wassersucht zu gerathen. Wenn Bouillaud als Empfehlung seiner Cur anführt: „Ein anderer Vortheil dieser neuen Methode ist der: vorzubeugen, daß die Krankheit in eine chronische Form übergehe", so habe ich genügenden Grund, die Thatsächlichkeit dieses Vortheils zu bezweifeln. Bouillaud erzählt uns von Keinem der Kranken, „die vollständig geheilt das Hospital verlassen haben", wie sich diese Kranken im nächsten Winter befunden. Ich habe Kranke in Behandlung genommen, welche alle erdenklichen Curen und mit aller Consequenz versucht hatten, und doch jeden Winter ihre rheumatischen Schmerzen wieder bekamen, während ich bei meinen Patienten die schöne Erfahrung gemacht habe, daß sie im nächsten Winter sogar weniger empfindlich gegen Witterungseinflüsse zu sein schienen. So ging mein Patient H. Eyer (Fall 3.) in dem vergangenen harten Winter ohne sonderlich warme Kleidung oft in der strengsten Kälte vom Lande in die Stadt, ohne von Rheumatismus wieder etwas zu verspüren. Wenn aber Kranke, welche durch die alten Curmethoden geheilt schienen, wieder rheumatische Schmerzen von langer Dauer bekommen, so kann man gewiß nicht von neuen Erkältungen sprechen; sie bekommen oft die heftigsten Rückfälle in der warmen Stube, und bei der ängstlichsten Vorsicht gegen Erkältung, sobald ein plötzlicher Witterungswechsel eintritt. Der Rheumatismus war also nur latent, und er kann jahrelang latent bleiben.

Bei der Behandlung des Rheumatismus haben wir drei Gesichtspunkte festzuhalten: Erstens die Alienation und Insuffizienz der Hautausdünstung; zweitens die rheumatischen Exacerbationen und drittens das gebildete Produkt, das fibrinöse Exsudat, das contraktile Bindegewebe. Eine Behandlung, welche nicht der Beseitigung dieser drei Zustände genügt, wird nie einen radikalen Effect haben. Es versteht sich von selbst, daß alle Complikationen, als biliöse Leiden, Obstruktionen, Diarrhöen u. s. w. für sich behandelt und beseitigt werden müssen, und zwar meist vor dem Beginne der rheumatischen Behandlung; das Darniederliegen der Innervation in einzelnen Organen, Schwäche der motorischen Nerven u. s. f. wird man dagegen nie mit Erfolg vor der rheumatischen Behandlung beseitigen.

Es ist dies eine Danaiden-Arbeit, da die wiederkehrenden heftigen Schmerzen und die Funktionsstörungen der betroffenen Organe stets wieder jene Schwäche, die oft bis zur Lähmung geht, wiedererzeugen. Aber die Complikation von Intermittens und Rheumatismus macht eine lavirende, doppelte Behandlung nothwendig. Hat man also den Rheumatismus durch Beseitigung der Complikationen rein dargestellt, so entsteht die Frage, wie man jenen drei Anforderungen zu genügen hat. Die rheumatischen Exacerbationen, die furchtbaren oft plötzlich auftretenden Schmerzen, die Störung oder selbst Aufhebung der Funktion eines befallenen Organes sind es, um deren Willen der Arzt am häufigsten herbeigerufen wird, von welchen zunächst der Kranke Abhülfe verlangt. Hier ist der Punkt, wo mit einem Schein der Unumgänglichkeit die rein antiphlogistische Methode: Aderlässe, Calomel in Abführdosen, Mittelsalze, Nitrum, kalte Umschläge u. s. f. gefordert wurde. Ich habe die constante Erfahrung gemacht, und muß darauf mit der Gewißheit, die mir eine strenge Selbstkritik gewährt, beharren, daß ein kräftiges Dampfbad und eine ausgedehnte Einreibung mit Jodsalbe und innerlicher Gebrauch von Jodkali dieser Anforderung vollständig und sicher genügt.*) Ich überlasse es meinen Lesern, die Logik meines Verfahrens mit meiner Darstellung des Rheumatismus im Detail zu vergleichen. Eine Erfahrung muß ich jedoch mittheilen, daß frisch erworbene Rheumatismen gleich beim ersten Anfalle durch Ein oder Zwei Dampfbäder vollständig geheilt werden. Bei älteren Fällen haben die Dampfbäder nur die augenblickliche Wirkung, die Exacerbationen zu mindern. Kranke, welche ohne mein Zuthun, durch den Ruf, den meine Curen erlangt haben, bewogen, Dampfbäder gebraucht hatten, rühmten mir stets die Erleichterung, welche sie dadurch erhalten, fanden aber selbst bei längerem Gebrauch keine merkbare Aenderung ihres Zustandes; und

*) Sollte sich vielleicht aus der antiphlogistischen Kraft der Dampfbäder die Möglichkeit ergeben, jenen Pneumonieen, Pleuresieen und anderen Entzündungen, welche durch **Erkältung** namentlich nach vorhergegangener starker Erhitzung beim Tanze u. dergl. entstehen, und oft jeder Behandlung und den reichlichsten Aderlässen zum Trotze tödtlich ablaufen, durch eine Behandlung mit Dampfbädern ihre gefährliche, rapide Gewalt zu nehmen. Wir sind so dreist mit Aderlässen, Calomel u. s. f. und sollten uns vor dem Versuche unschuldigerer Mittel fürchten, weil sie neu sind?

ich hatte oft Mühe, sie zu überreden, dieselben wieder in Verbindung mit der Medizin und den Einreibungen zu gebrauchen. Dies führt mich darauf, Einiges über die so sehr übertriebene Anpreisung der Wassercur zu sagen. Die Dampfbäder ohne den Jodgebrauch wären, streng genommen, eine Wassercur, wiewohl es eigentlich nicht nothwendig ist, Wasserdämpfe zu gebrauchen, da man, wie es in den türkischen und maurischen Bädern geschieht, eben so gut erhitzte Luft anwenden kann. Wenn ich auch die Möglichkeit einer Heilung durch die Wassercur nicht gerade absprechen will, da ich keine Erfahrung darüber habe, so müßte bei der langsamen Wirkung des Wassers im Vergleich zu der Hartnäckigkeit der Krankheit, diese Cur mindestens ein halbes Jahr und länger fortgesetzt werden, und würde den Körper nicht weniger schwächen, als die Aderlaßcur. Es ist bekannt, daß der übermäßige Genuß von Wasser stets eine Abnahme der festen Bestandtheile des Blutes mit sich führt. Die Hydropathen sollten doch nie vergessen, daß Prießnitz an der Wassersucht gestorben ist. Mein Patient vom Falle 3., der für die Hydropathie eifriger ficht, als mancher deutsche Major, hat es vor meiner Behandlung mit dem kalten Wasser versucht, wurde aber von Tag zu Tag bedenklicher krank.

Die Wirkungen des Jods, das in neuerer Zeit vielfach geprüft ist, und eine Menge ohnmächtiger Vorgänger verdrängt hat, wollen wir hier kurz so generalisiren: Verflüssigung der festen Bestandtheile des Körpers, welche einer solchen Verflüssigung innerhalb des Lebensprocesses fähig sind, also namentlich der pathologischen Produkte. Diese Wirkung können wir in ausgezeichnetem Grade bei Knochenkrankheiten sehen. Wie weit Jod das normale Knochengewebe zu affiziren vermag, darüber liegen mir keine Untersuchungen vor. Große Dosen Jods, oder Jodkalis, in den Körper eines Thieres gebracht, haben eben zerstörende örtliche Wirkungen, und beweisen Nichts mehr. Es wäre die Frage, welche Erscheinungen ein fortgesetzter Gebrauch von Jod in vorsichtigen Dosen, welche nie örtlich deletär wirken, im Organismus eines Thieres hervorrufen würde. Ich habe leider die Zeit nicht, diese Untersuchungen anzustellen. Zur Charakteristik des Jods will ich noch Einiges mittheilen, was mir wichtig scheint. Ich behandelte Furunkeln, welche sehr hart und schmerzhaft waren, an mir selbst mit starker Jodtinktur, und brachte sie schon den nächsten Tag nach der Anwendung zur Eiterung. Halsgeschwülste, durch Erkältung entstanden, oder skrophulöser Natur, brachte ich durch Jodeinreibungen entweder zur allmähligen Zertheilung, oder zu rascher Eiterung. Bei einem Panaritium der ganzen Hand ließ ich die Haut derselben mit einer Jodtinktur bepinseln, die der Stärke der Lugolschen Lösung fast gleich kam, so daß die ganze Hand wie mit einem braunen Handschuh überzogen war. Die entzündliche und schmerzhafte Spannung der Ligamente ließ sogleich nach. Nach jeder Einpinselung schwand die Geschwulst mehr und mehr. Zuletzt borst die Oberhaut, löste sich ab und eine neue sehr gesunde und glatte Haut mit einer seröseitrigen Flüssigkeit bedeckt, war darunter; keine Eiterung im Innern der Hand. Ich versuchte dies öfter, auch mit Panaritien der Finger; es gelang mir aber nicht immer, sondern es kam öfter zur Eiterung, die aber geringer war; das Aufschneiden der durch Jod empfindungslos gemachten Haut war dann schmerzlos, und nach Entleerung des Eiters heilte der Theil rasch. Ich glaube im Allgemeinen bemerkt zu haben, daß die Verhinderung des Eiterns immer dann gelang, wenn die Jodeinpinselung sehr zeitig gebraucht wurde, daß diese aber nicht gelang, wo die Organisation des Exsudates in Eiter in der Tiefe schon begonnen hatte. Ein junger Mensch hatte sich mit einem scharfen Instrumente queer über die Volarseite des Handgelenkes die Haut durchschnitten, und die Sehnen von ihren Scheiden blosgelegt. Der Schnitt ging bis dicht an die art. radialis. Ich legte ihm eine Naht an, und verband ihn. Da er sich aber schlecht hielt, so entstand erst starke Eiterung, dann starke Granulationsbildung, die ich mit Zinksalbe und Argent. nitric. beschränkte. Als er nach etwa vier Wochen wieder zu mir kam, war die Haut mit der Sehne des gemeinschaftlichen Fingerbeugers in der Weise verwachsen, daß alle Finger in halber Beugung standen. Versuchte man die Finger mit Gewalt zu strecken, so wurde durch die angezogene Sehne die Hautnarbe in eine tiefe Grube gezogen. Ich ließ erst Streckübungen machen, doch ohne Erfolg. Die subcutane Trennung habe ich in so vielen solcher Fälle fruchtlos gefunden, daß ich sie nicht gleich unternehmen wollte.

Ich ließ nun die Hand auf einem hölzernen Brett von der Form einer Hand mit Löchern und durchgezogenen Bändern, die Finger in gestreckter Stellung, festbinden, und auf die contrahirte Stelle der Narbe eine starke Jodsalbe einreiben. Das Experiment gelang vollständig. In fünf Tagen kam der junge Mann zu mir; die Verwachsung war gelöst, und er hatte den freien Gebrauch seiner Finger. Ich habe Jod in ähnlichen Fällen mit gleichem Erfolg angewandt.

Die Frage, die wir bei der Behandlung des Rheumatismus zunächst aufzuwerfen haben, ist diese: Ist Jod fähig, Exsudate, die sich zu Bindegewebe organisirt haben, zu lösen, und zur Resorption geschickt zu machen? Die oft und von Vielen constatirte Heilung fester fibröser Geschwülste, welche äußeren Einreibungen zugänglich waren, scheint diese Fähigkeit des Jods außer Zweifel zu stellen. Ob diese Lösungsfähigkeit durch Jod auch normales, aus Faserzellen sich entwickelndes Bindegewebe betrifft, wäre eine andere Frage. Wir haben für die durch Rheumatismus entstandenen Contrakturen eine solche Bildung des Bindegewebes nicht angenommen, und glauben auch im Erfolg unserer Behandlung einen neuen Beleg dafür zu finden, da eine Auflösung von normalem Bindegewebe durch einen mäßigen Jodgebrauch von einigen Monaten allen bisherigen Erfahrungen widerspräche, wenn wir auch die Wahrscheinlichkeit der Lockerung dieses Gewebes durch Jod nicht abstreiten wollen. Wird jene Lösbarkeit homogenen pathologischen Bindegewebes durch Jod im lebenden Körper zugegeben, so wird diese durch den Gebrauch heißer Dämpfe nicht wenig erhöht, und zugleich die Resorption und Ausscheidung der abgesetzten Stoffe gefördert. Durch die Wiederherstellung der Hautfunktion wird das gestörte Verhältniß zwischen dem centralen und peripherischen Kreislauf des Blutes wieder regulirt, die Anhäufung von Blut in den befallenen Theilen gehoben, die erstarrten Exsudate gelöst, ein lebhafterer Stoffwechsel angeregt, und schließlich die Ausscheidung der gelösten Stoffe durch den Schweiß und den Harn bewirkt. Wenn die Frage entsteht, ob die Gewißheit einer Heilung auch in den Fällen starrer Contrakturen, also in den ganz veralteten Fällen anzunehmen sei, so bin ich sehr geneigt, mit Ja zu antworten. Ich habe Fälle mit wirklichen Contrakturen erfolgreich behandelt. Bei rheumatischen Geschwülsten und

Knochenanschwellungen habe ich den Proceß der Heilung in der Weise beobachtet, daß die Geschwülste erst weicher und größer, dann wieder kleiner und härter, und so gleichsam von der Peripherie aus allmählich usurirt wurden. Ein Kranker, den ich gegenwärtig behandle, giebt mir besondere Hoffnung, die radikale Heilung ganz veralteter Fälle als wahrscheinlich auszusprechen. Es ist ein alter Seemann, der im Anfange der Behandlung wenig heftige Schmerzen, sondern mehr eine dumpfe, schmerzhafte Schwere in allen Knochen spürte, außerdem an einer chronischen Augenentzündung, schwerem Gehör und einer harten Hodengeschwulst leidet, eine wahre rheumatische Musterkarte, oder nach der früheren Ansicht, ein ausgesprochener Fall von Gicht. Der Kranke wurde bisher täglich scheinbar schlimmer durch die Behandlung. Bald wurde seine Augenentzündung heftiger, bald trat eine schmerzhafte Halsentzündung, bald heftiger Schmerz in verschiedenen Theilen des Körpers ein, und ich habe die Geduld des Kranken nur dadurch aufrecht erhalten, daß ich ihm dies Alles vorhergesagt hatte. Der ganze linke Hoden mit Epididymis ist hart wie harter Knorpel; zeigt leichte Unebenheiten, ist an der äußeren unteren Seite der Länge nach steinhart. Im Verlauf der bisherigen Behandlung ist erst der obere und vordere Theil des Hodens weich, und die steinharte Schwiele distinct fühlbar geworden. Weiter war die Härte dieser Schwiele die eines weichen Knorpels, dann zwischen der Härte von Knorpel und Muskelfleisch; jetzt ist die Schwiele nur noch wie ein weicher, dünner Streifen fühlbar, und der Hoden hat wieder seine normale Größe und Consistenz. Im Anfange der Cur war ein gelblich weißer Ausfluß aus der Harnröhre ohne Entzündung derselben. Der Kranke versichert, nie an Gonorrhöe gelitten zu haben. Ich habe einen solchen Ausfluß während der rheumatischen Cur auch bei Frauen aus der Scheide gefunden, wo nie Gonorrhöe vorhanden war. Während im Verlauf der Cur die Schmerzen zwar an Häufigkeit abnahmen, aber an Heftigkeit eher zuweilen zunahmen, und bald da, bald dort auftraten (so bekam der Kranke, nachdem er mehrere Tage viel gelesen, heftige Schmerzen im Kopf und in den Augen), so konnte ich an der Hodengeschwulst den Fortschritt der Heilung fühlbar beobachten. Soll man nicht mit einigem Rechte annehmen dürfen, daß wie diese steinharte Hodengeschwulst, so auch die harten Bildungen in und an den Knochen und Ligamenten, welche der Rheumatismus deponirt, durch die Behandlung gelöst und resorbirt werden? Dieser Fall ist mir außerdem deshalb interessant, weil ich glaube, daß gerade solche Fälle eines veralteten, schlafenden und maskirten Rheumatismus von den Aerzten als Gicht im Unterschiede von Rheumatismus aufgefaßt wurden. Dieser Mann ist gegen 50 Jahre alt, war früher Seemann, und häufigen Erkältungen ausgesetzt; jetzt führt er als Gastwirth ein ruhigeres Leben. — Ich habe hier und schon früher bemerkt, daß gegen das Ende der Cur die Schmerzen zuweilen heftiger werden; ich habe bemerkt, daß ein fixer Rheumatismus durch die Cur mobil wird, ich kann noch hinzufügen, daß oft die alten Schmerzen früherer Anfälle, und zwar der Reihe nach die ältesten zuletzt, während der Cur wieder auftauchen. Ich halte es für kein geringes Zeugniß für die Vortrefflichkeit des vorgeschlagenen Curverfahrens, daß der Rheumatismus, welcher in seinem natürlichen Verlauf vom Flüssigen zu festen Bildungen, von vagirenden Schmerzen zu einem festen Sitze vorwärts schreitet, diesen Proceß während der Cur gleichsam rückwärts einzugehen genöthigt wird. —

Was also unsere Frage betrifft, ob auch veraltete Fälle von Contrakturen und Concrementbildungen durch diese Cur geheilt werden können, so sehen wir nicht ein, was es in Betreff der Heilbarkeit für einen Unterschied machen soll, ob solche harte Bildungen an Knochen und Ligamenten oder im Hoden vorkommen? Ueber den Einfluß der Cur auf schon vorhandene Osteophytbildung, wage ich noch keine Meinung auszusprechen. Was aber die Contrakturen betrifft (leichtere Grade habe ich durch meine Behandlung geheilt), so sind wir vielleicht genöthigt, andere Hülfsmittel mit herbeizuziehen, ich meine die orthopädische Behandlung. Wenn sich mein Curverfahren so allgemein bewährt, wie es sich mir in wenigstens hundert Fällen bewährt hat, so wäre mit demselben auch für die orthopädische Behandlung starrer Dislocationen und Contrakturen, die aus rheumatischen Ursachen entstanden sind, ein wichtiger Hülfsapparat gefunden; und es wäre jedenfalls wünschenswerth, wenn für solche Fälle die Anwendung von Dampfbädern und von Jod zugleich mit den Ausdehnungsapparaten in den bestehenden Instituten versucht würde. Die Orthopädie hat rein empirisch begonnen, und ohne Zweifel überraschende Erfolge gezeigt. Fragen wir, worauf sich diese Erfolge der orthopädischen Behandlung gründen, so könnte man die Antwort vielleicht so formuliren: 1. Auf das physikalische Gesetz, daß die organische Faser im Zustande einer gewissen Feuchtigkeit durch eine verhältnißmäßige, langsame, moderirte und fortdauernde Dehnung eine dauernde Verlängerung erhalten kann. 2. Darauf, daß die wieder eingeführte Muskelaktion krankhafte Zustände der Muskeln wieder rückgängig macht, welche durch die Unthätigkeit der Muskeln erzeugt waren. 3. Darauf, daß durch den mechanischen Vorgang der Dehnung einerseits verunstaltende Verbindungen gelöst, andererseits durch Friktion und dadurch erzeugten lebhafteren Stoffwechsel selbst die Ernährungsanomalieen fester Theile eine Richtung erhalten, welche zu dem normalen Zustande wieder zurückführt. — Wenn es aber durch die Wirkungen des Jods und der Dampfbäder möglich ist, Contrakturen aus festem Bindegewebe rascher zu lockern,und überhaupt verflüssigend auf Verwachsungen und Verhärtungen zu wirken, so muß durch Herbeiziehung dieser Mittel die orthopädische Heilung für viele Fälle einen ungleich größeren und schnelleren, für manche vielleicht nur dadurch überhaupt einen Erfolg erlangen.

Ich weiß sehr gut, was der raschen Einführung und Verbreitung meines Curverfahrens entgegensteht; es ist der Mangel einer Tugend, welche durch die moderne Civilisation nicht eben vortheilhaft entwickelt ist, es ist der Mangel der Consequenz im Handeln. Meines Wissens sind die einzelnen Bestandtheile meines Verfahrens schon von Anderen, aber nicht in der Vollständigkeit angewandt worden, die ich demselben gegeben habe. Die englischen Aerzte, und unter den deutschen Romberg, haben schon Jodkali innerlich gegen Rheumatismus empfohlen; Dampfbäder sind von Vielen, namentlich von den Engländern empfohlen worden. Aber diese Mittel einzeln und ohne Consequenz angewandt, konnten zu keinen constanten Resultaten führen, da sie eben nur einzelnen Seiten des krankhaften Zustandes Rechnung trugen, entweder blos der alienirten Transpiration, oder blos der Exacerbation, oder nur dem schon deponirten Produkte, nicht der noch fortwirkenden rheumatischen Disposition.

Ein Rheumatismus im chronischen Zustande trägt aber Knospen, Blüthen und Früchte an Einem Stamme. Ich sage, der Mangel an Consequenz wird meinem Curverfahren nicht die rasche Aufnahme gewähren, welche es verdient, und sage dies mit Recht, da ich selbst oft genug alle Kraft der Consequenz in mir selbst und allen meinen persönlichen Einfluß bei meinen Kranken aufbieten mußte, um das Curverfahren zu Ende zu führen. Es erscheinen gegen das Ende der Cur, wie zu jeder Zeit im Verlauf derselben oft die rheumatischen Schmerzen in einer Heftigkeit, welche die ursprüngliche Erkrankung selbst übersteigt; und die Kranken verlieren den Muth, und glauben statt besser, schlechter zu werden. Ein Dampfbad ist dann in der Regel genügend, diese Attaquen zu brechen. Wir haben aber ein sicheres Kriterium der eingetretenen Heilung während der Cur: die vollständige Unempfindlichkeit der Kranken gegen den Witterungswechsel, im Winter so gut als im Sommer. So lange der Eintritt eines wärmeren oder kälteren Wetters, eines Regens oder eines Gewitters nur noch ein Ziehen in den Gliedern erzeugt, können wir die Krankheit noch nicht als geheilt ansehen, wenn auch alle anderen Symptome verschwunden sind; und es gehört eben so viel persönlicher Einfluß des Arztes dazu, die Kranken, wenn sie neue Schmerzen bekommen, geduldig und bei gutem Muthe zu erhalten, als ihnen den Glauben zu benehmen, sie seien schon geheilt, wenn sie eine Zeit lang keine Schmerzen mehr fühlen. Ich würde es nicht für mich bedauern, wenn die Bekanntmachung meines Curverfahrens nicht eine allgemeinere Anwendung desselben hervorrufen würde, sondern für die Kranken. Denn was mich betrifft, so mache ich strengere Anforderungen an mich selbst, als daß ich mich mit der gegebenen Darstellung des Krankheitsprocesses schon begnügen sollte. Ich würde gerne noch einige Jahre fortgesetzte Beobachtungen und Untersuchungen angestellt haben, um nicht blos zu einem praktischen Resultate zu gelangen. Könnte ich Vieles, was ich nur hypothetisch, oder als Wahrscheinlichkeit hinstellen konnte, mit exacten Beweisen belegen, so wäre es von den bedeutendsten anderweitigen Folgen für unsere ganze Wissenschaft.

Die Stärke der anzuwendenden Mittel, so wie die Behandlung der Complikationen muß ganz dem Ermessen des behandelnden

Arztes überlassen bleiben. Man muß zuweilen die innern Mittel aussetzen, bald in geringerer, bald in stärkerer Dosis geben, je nach dem Allgemeinbefinden und der Digestionskraft der Kranken, der Heftigkeit oder Hartnäckigkeit der Krankheit. Doch ist es eine Erfahrung, die ich constant gemacht habe, daß Jod bei Rheumatismus weit länger ohne allgemeine Nachtheile vertragen wird, als bei anderen Krankheiten. Die Stärke des äußeren Jodgebrauches richtet sich ganz nach der Heftigkeit und dem Alter der Krankheit, nach dem Grade der Funktionsstörung und Gewebsveränderung, oft nach der Zartheit der Haut des Kranken. Wo man stärker einwirken will, ohne die Haut entzündlich zu irritiren, wende man die Jodsalbe lieber schwächer, aber in gößerer Ausdehnung, oder öfter des Tages an. Ich gebe Jodkali innerlich gerne mit Schleim von arabischem Gummi in Verbindung mit Tinctura Semin. Colchici oder mit Tinctura Digitalis, bei Neigung zu Diarrhöen mit Tinctura Opii, bei großer Schwäche mit Extractum Nucis vomicae. Gegen das Ende der Cur oder bei sehr anämischem Zustande des Kranken werden Pillen von Syrupus ferri jodati in der Regel besser vertragen als Jodkali. Ein großer Uebelstand in Amerika ist der Mangel an öffentlichen Dampfbädern. Man kann mit den privaten, im Zimmer der Kranken angestellten Dampfbädern nie so frei, allgemein und örtlich einwirken lassen, als in eigens dazu eingerichteten Räumen. Ich will daher im Folgenden mittheilen, was ich von der Einrichtung von Dampfbädern selbst gesehen, und aus Mittheilungen weiß.

1. Natürliche Dampfbäder sind in der Nähe von Puzzuoli bei Neapel an der alten Bai von Bajä. Ich habe diese Bäder selbst besucht. Man findet sie dort in der Nähe eines verfallenen Tempels der Venus vulgaris. Sie entstehen durch heiße Dämpfe, welche aus dem vulkanischen Boden dieser Gegend strömen. Es sind Höhlen, welche roh in dem Felsen eines Berges ausgehauen sind, und größere und kleinere Steingemächer bilden, oft so niedrig, daß man durchkriechen muß. Sie rühren noch aus der Römerzeit her, und dienten nach den Bildern, die in den Stein gehauen, zu schließen, mehr den verlockenden Opfern der Liebesgöttin, als dem Gotte Aeskulap. Es wären diese Bäder mit einigermaßen zweckdienlicher

Einrichtung vorzüglich für rheumatische Curen zu gebrauchen, denn die Hitze der Dämpfe steigt allmählig, je tiefer die Gemächer im Berge liegen, während sie in den mehr nach außen liegenden Räumen durch die Luft abgekühlt werden.

2. Die Russischen Dampfbäder. Dies ist diejenige Einrichtung von Dampfbädern, wie sie auf dem Europäischen Continente überall eingeführt ist. In Rußland gehört das Dampfbad zum Comfort des geringsten Sclaven, wie des mächtigsten Russen. In ihrer einfachsten Form sind es schlechte Hütten mit einem glühenden Ofen, worauf Wasser gegossen wird. Darin verharrt der Badende ganz ausgezogen; und die Russen machen sich das Vergnügen, aus dem heißen Dampfbade hinauszugehen, sich im Schnee zu wälzen, und dann wieder ins Bad zurückzukehren. Ein solches Bad nimmt der Russe wöchentlich Einmal. Es haben mir zwei Deutsch-Russen, mit denen ich auf einer Reise von Italien nach Deutschland zusammentraf, welche die Tscherkessischen Kriege und andere Campagnen mitgemacht hatten, über die Wirkungen dieser fortgesetzten Dampfbäder Folgendes mitgetheilt: „Die Russen erkälten sich trotz ihres rauhen, nordischen Clima's selten, oder haben wenigstens von Erkältungen nicht so viel zu leiden. Durch die fortgesetzten Dampfbäder ist ihre Haut so cultivirt, und zur Transpiration geneigt, daß sie, wenn sie sich auch unvorsichtig der Kälte ausgesetzt hatten, blos in Pelzen oder Betten eingehüllt niederzulegen brauchen, um über den ganzen Körper in einen reichlichen Schweiß zu verfallen, mit welchem die Erkältung wieder aus dem Körper herausgeht". Ich kam mit denselben Reisegefährten von Tyrol nach München, und hatte mich in Tyrol, wo schon Schnee lag, mit meiner leichten, für Italien berechneten Reisekleidung so erkältet, daß ich die heftigsten Schmerzen in allen Gliedern fühlte, und mein Hals so entzündet und angeschwollen war, daß ich weder essen, noch sprechen konnte. Meine Reisegefährten beredeten mich, ein Dampfbad mit ihnen „nach russischer Manier" zu nehmen. Wir fanden ein Dampfbad in München. Sie ließen echt russisch heitzen, und ich hatte wenig Vergnügen an dieser Procedur. Ich ging aber nach dem Bade noch denselben Abend in Gesellschaft, und fühlte sichtlich Erleichterung; den anderen Morgen fühlte ich aber von allen meinen Leiden keine

Spur mehr. — Diese Dampfbäder sind in Deutschland in folgender Weise eingerichtet. Ein steinernes Gemach ist an zwei Seiten mit Terassen von Holz längs der Wände versehen. In einer Ecke ist eine geheizte Ofenröhre, in welche Wasser gegossen wird. Außerdem ist eine kalte Douche angebracht. Der heißeste Dampf steigt nach oben, und man kann so, indem man sich erst auf die unterste Terasse und dann immer höher niederlegt, sich nach und nach immer heißeren Dämpfen aussetzen. Außerdem läßt man sich mit Bündeln von Birkenreisern, die noch die Blätter haben, frottiren und schlagen, was keinen Schmerz, aber ein brennendes Gefühl auf der Haut erzeugt. Man kann ohne Nachtheil unter das kalte Schauerbad gehen. Nach dem Bade schwitzt man in Betten, eingehüllt in wollene Decken, nach. Eine Erkältung an dem Tage, an dem man das Bad genommen, ist nicht, selbst nicht zur Winterszeit, zu fürchten. Den nächsten Morgen beim Aufstehen muß man aber vorsichtig sein, da man in der Regel des Nachts noch einmal nachschwitzt.

3. Die englischen Dampbäder. Diese können in jedem Zimmer gebraucht werden. Man stellt ein Gefäß mit Spiritus unter einen massiven Stuhl, zündet den Spiritus an, und läßt den Badenden, ganz ausgezogen, mit einer wollenen Decke so bedeckt, daß nur das Gesicht frei bleibt, und die Decke vorne zusammengehalten, wie ein Mantel um ihn herumfällt, auf den Stuhl setzen. Die heißen Wasserdämpfe, welche unter der Decke entwickelt und zusammengehalten werden, wirken kräftig auf die Haut ein, und die Badenden verfallen in einen profusen Schweiß. Ich habe diese Bäder von meinen Kranken gebrauchen lassen, und kann sie namentlich deshalb empfehlen, weil sie jederzeit ohne Mühe herzustellen sind. Nur muß man die Flamme nicht zu groß machen, und die Kranken müssen ruhig sitzen bleiben.

4. Die Schwefelbäder. Die Schwefeldämpfe, wie sie zu Bädern in Amerika in einer verschlossenen Wanne, die nur das Gesicht frei läßt, gebraucht werden, haben eine ähnliche Wirkung, wie die Spiritus-Bäder, führen aber die Inconvenienz einer lästigen und ängstlichen Situation mit sich, ebenso wie die Unmöglichkeit, durch verschiedene Stellungen bestimmte Theile des Körpers den Dämpfen besonders auszusetzen.

5. Die türkischen und maurischen Dampfbäder. Dies sind Bäder mit geheizter Luft. Die türkischen kenne ich nur aus der Beschreibung von Reisenden. Sie bestehen aus einer Reihe von steinernen Gemächern, in welchen, von dem ersten bis zum letzten, die Hitze allmählig steigt. Es sind Sitze in den Gemächern rings an den Wänden angebracht, auf denen die Badenden sitzen, Kaffee trinken und ihre Pfeifen rauchen. Ein maurisches Bad habe ich in Algier besucht, und will hier einen kurzen Auszug darüber aus meinen Reiseskizzen geben. — „Durch einen kurzen, dunkeln Bogengang gelangte ich in eine schwach erhellte Rotunde von etwa dreißig Fuß Höhe und von schönen Verhältnissen; sie gleicht im Bau und in der Construktion vollkommen der alten griechischen Rotunde, welche in Pompeji, halb verfallen, zu sehen ist, und ebenfalls die Einrichtung eines Bades zeigt. In der Mitte steht ein viereckiger Marmortisch. Gegenüber dem Eingange sind einige Fuß über dem Boden zwei Röhren mit Hähnen angebracht, deren eine kühles, die andere warmes Wasser führt. Der Fußboden und alle inneren Wände bestehen aus polirtem Marmor und sind so heiß, daß die Berührung eben noch zu ertragen ist. Der Araber, welcher mich führte, band mir ein Tuch um die Schultern und legte mich mit dem Rücken auf den Marmortisch, wo bald ein reichlicher Schweiß über meinen ganzen Körper ausbrach. Nach einer Weile nahmen mich zwei andere eintretende Araber bei den Armen, legten mich auf den Marmorboden unter die Röhren, und wuschen den ganzen Körper mit Seife, frottirten die Haut mit wollenen Tüchern und rieben sie mit Bimsstein ab. Nach dieser Procedur brachten sie mich in eine halbsitzende Stellung. Der eine knieete hinter mir, faßte mich bei den Schultern und stemmte seine Kniee gegen meinen Rücken; der andere faßte meine Schenkel, legte seine Daumen auf die großen Rollfortsätze, und drehte diese mehrere Male nach außen und hinten mit einer langsamen, aber kraftvollen Bewegung, als wollte er den Gelenkkopf aus der Pfanne drehen. Er fuhr nun fort, alle Gelenke nach der Möglichkeit der Richtungen, die ihre Construktion gewährte, zu renken und zu drehen. Den Arm z. B. bewegte er kunstgerecht nach Mothes Methode, einen luxirten Arm einzurichten, nach vorn und hinten und dann gerade in die Höhe. Aber alle diese

Operationen machte er, sanft beginnend, mit immer kraftvoller werdendem Drucke, und führte so die Bewegungen, welche jegliches Gelenk zuließ, bis zur äußersten Grenze der Streckung und Beugung, der Anziehung und Abziehung aus. — Dann wuschen sie wieder den ganzen Körper, und führten mich zuletzt auf eine Gallerie, wo ich in wollene Decken gehüllt den Nachschweiß abwartete. Ich muß gestehen, daß die Wirkung eines solchen Bades unbeschreiblich angenehm ist. Jeder Punkt der Haut ist gleichsam lebhaft vibrirend und in seiner Innervation erhöht; eine große Behaglichkeit durchströmt den ganzen Körper, in den Gelenken fühlt man eine ungewöhnliche Geschmeidigkeit und Elasticität."

Ich halte außer dem Frottiren diese Gelenkdrehungen für einen wichtigen Theil solcher Dampfbäder und bei Gelenkrheumatismus vorsichtig angewandt gewiß für sehr heilsam. Was die kalten Douchen bei den Dampfbädern betrifft, so erfrischen sie die Haut und sind selbst bei vorhandenem Rheumatismus nicht schädlich; doch halte ich es hier nicht für rathsam, länger als einen Augenblick unter dem Schauer zu bleiben, so daß die Kälte nie die erste Reaction des erhitzten Körpers überwindet.

Ich habe die Einrichtungen der verschiedenen Dampfbäder mitgetheilt, damit in Amerika und anderwärts diejenigen, welche solche Bäder einzurichten gedenken, einen Anhaltspunkt besitzen. Es giebt kein Land außer vielleicht Rußland, wo Dampfbäder so nothwendig für Gesunde, wie für Kranke, für jene, um nicht krank, für diese, um gesund zu werden, sind, als Amerika mit seinem fortwährenden raschen Wechsel der Witterung und Temperatur. Ich muß hier einem häufig eingeworfenen Vorurtheile begegnen, als erkälte man sich leichter, wenn man im Winter warme Bäder, besonders Dampfbäder gebraucht. Rußland ist ein ziemlich guter Beweis gegen dieses Vorurtheil. Durch den Gebrauch warmer Bäder wird in jedem Falle die Haut zur Transpiration geschickter gemacht. Da aber Erkältung nichts Anderes ist, als Unterdrückung der Hauttranspiration, so ist nicht abzusehen, wie warme Bäder mehr zu Erkältungen disponiren sollten. Wir halten sie im Gegentheile selbst im Winter für nützlich, in Amerika für nothwendig. Freilich muß man sich im Winter warm kleiden, nicht wie unsere Damen, welche in der strengsten Kälte in dünnen Schuhen und in Strümpfen, aus dem feinsten Faden gewebt, durch den Schnee und auf dem Eise gehen. Aber diese wärmere Bekleidung ist ohnedies für den Winter nothwendig. Die nordischen Völker, welche doch die Kälte besser sollten ertragen können, hüllen sich schon in ihre Pelze, wenn wir noch in dünnen Röcken gehen, eine Thatsache, von der ich mich oft genug überzeugte.

Ich habe in diesem Werke absichtlich über die Zeit, in welcher eine radikale, antirheumatische Cur vollendet ist, geschwiegen. Es läßt sich diese Zeit nicht bestimmen, sie kann von Einer Woche bis zu einem halben Jahre dauern, und richtet sich ganz nach dem Alter der Krankheit, weniger nach deren Heftigkeit. Es täusche sich aber Niemand, der bei einem scheinbar frischen Anfalle längere Zeit zur Heilung bedarf; er kann dann sicher sein, daß ein alte Erkältung, die er vielleicht nicht geachtet, oder vergessen hat, eine frühe, tiefwurzelnde Grundlage gelegt hat, auf welcher die neue Erkältung mit um so größerer Macht auftritt. Aber noch einmal: Nur die Consequenz belohnt bei dieser Cur den Kranken mit Erfolg.

Schlußwort. Es ist immer ein Wagstück in einer Zeit, wie diejenige unserer jetzigen medizinischen Wissenschafts-Periode ist, in einer Zeit der „impitoyables logiciens“ eine Schrift über eine Krankheit herauszugeben, welche am meisten von der neueren Wissenschaft vernachlässigt ist. Sobald eine Kunst, wie die Heilkunst, Wissenschaft geworden ist, breitet sie sich mächtig aus, und holt die Ausgangspunkte, welche sie mit den Universalgesetzen der Natur verbinden, so stoffbegierig aus allen Gebieten des Wissens, daß sie aufhören muß, eine private Thätigkeit zu bleiben; sie wird nur fortschreiten als associirte Arbeit, als Werk der Gesellschaft, nicht des Individuums. Man hat von einer Republik der Wissenschaften gesprochen, und sie mitten in monarchischen Staaten zu realisiren gesucht. Die Zeit ist aber gekommen, wo die Wissenschaft eine soziale Aufgabe geworden ist. Hiermit ist auch der Mangel dieser Schrift ausgesprochen; sie ist von einem praktischen Arzte geschrieben in einer fremden und noch jungen Welt. Getrennt von der gemeinsamen erobernden Arbeit der europäischen Wissenschaft, fand ich rings um mich nirgends die Richtung vertreten, der ich angehöre. Ja noch mehr, vom amerikanischen Buchhandel werden nur die älteren europäischen Werke bezogen, und hier übersetzt, und nur hie und da lassen einige eminente Thatsachen den Fortschritt der europäischen Wissenschaft vernehmen. Die gesetzgebenden Körper der Vereinigten Staaten von Amerika aber, welche bisher von der irrigen Ansicht ausgegangen sind, als sei es ein Eingriff in die persönliche Freiheit, die Wissenschaft in den Händen eines freien und mächtigen Staatswesens zu concentriren, welche stets gefürchtet haben, ihre materialistische Indifferenz zu verlieren, wenn sie sich von den höheren Impulsen einer großen gesellschaftlichen Aufgabe bewegen ließen, haben noch Nichts gethan, um durch die Gründung einer Staatsakademie die Wissenschaft aus ihrer privaten Ohnmächtigkeit zu erheben. Nirgends wird dieser Mangel fühlbarer, als in unserer Wissenschaft und deren praktischer Anwendung. Amerika hat noch eine nicht unbedeutende Lücke seiner großen Entwicklungsgeschichte auszufüllen, so lange die Wissenschaft überhaupt, so lange der edelste und höchste Beruf, der Beruf des helfenden Menschen, der die Summe aller geistigen und persönlichen Kräfte jeden Moment zu einem hülfreichen Akte für die Menschen concentriren soll, im Strudel privater Speculation, als geldmachendes Handwerk untergeht, statt daß dem Arzte die ihm gebührende gesellschaftliche Stellung vom Staate gegeben, seine Pflichten und Rechte angewiesen, mit Einem Worte, daß eine Staatsakademie und eine Medizinalbehörde gegründet, und die Berechtigung, als Arzt zu fungiren, vom Staate ertheilt wird.

Mag diese Schrift in ihren Betrachtungen so rasch untergehen, als die Wissenschaft vorschreitet, so gewinne ich an allgemeinem Reichthum, was ich an persönlichem Verdienst verliere. Eine Thatsache aber ist es, die mich triumphirend umgiebt, es ist der constante Erfolg, den meine Behandlung an den heftigsten wie veraltetsten Fällen dieser bisher für unheilbar gehaltenen Krankheit täglich mehr und mehr bewährt.

FSC
www.fsc.org
MIX
Papier | Fördert
gute Waldnutzung
FSC® C083411

Zeitfracht Medien GmbH
Ferdinand-Jühlke-Straße 7
99095 Erfurt, Deutschland
produktsicherheit@kolibri360.de